Susanne Großmann

Basisch zum persönlichen Idealgewicht

Wie Sie durch säurearme Ernährung
und basische Körperpflege Ihr Gewicht optimieren
und Ihren Körper dabei formen

Dieses Buch ist mit bestem Wissen und Gewissen entstanden. Dennoch gibt es lediglich die Sichtweise der Autorin wieder und deshalb liegt die Durchführung aller hier beschriebenen Anwendungen in der Eigenverantwortung des Lesers, für die die Autorin keinerlei Haftung übernimmt. Dieses Buch ersetzt nicht die Therapie oder fachkundliche Beratung bei einem Arzt, Heilpraktiker oder Psychotherapeuten.

ISBN 13: 978-1505686241
ISBN 10: 1505686245

Copyright © 2015 Susanne Großmann

Alle Rechte, einschließlich dem des vollständigen
sowie auch des teilweisen Nachdrucks
in jeglicher Form vorbehalten.

Herstellung und Druck:
Siehe Eintrag auf der letzten Seite

Impressum:
Susanne Großmann
Gerta-Overbeck-Ring 14
38446 Wolfsburg
www.grossmann-beratungen.de
grossmann-coaching@web.de

Allen gewidmet,
die ihr wahres Leben jetzt beginnen wollen.

Über die Autorin

Susanne Großmann, ausgebildete Heilpraktikerin und Coach in Bildungs- und Beratungsprozessen, war selbst jahrelang übergewichtig und konnte durch eine basenüberschüssige Ernährung in kurzer Zeit 30 kg abnehmen, und seitdem dieses Gewicht ohne Verzicht problemlos halten. Außerdem konnte sie mehrere chronische Erkrankungen dadurch positiv beeinflussen und teilweise auch ganz zum Verschwinden bringen. Sie lebt und arbeitet in Wolfsburg und ist dort beratend in den Bereichen Gesundheit, Ernährung und Persönlichkeitsentwicklung tätig. Mehr über sie finden Sie unter: www.grossmann-beratungen.de

Inhaltsverzeichnis

Mein eigener Weg zum persönlichen Idealgewicht	7
Wie durch Übersäuerung überflüssige Kilos festgehalten werden	9
Was Sie alles sauer machen kann	11
Wie Ihnen die richtigen Kohlenhydrate beim Abnehmen helfen und warum zu viel Eiweiß Ihren Körper eher außer Form bringt	13
Das Richtige essen zur richtigen Zeit- Welche Nährstoffe unser Körper wann am besten verstoffwechseln kann	15
Die Viertel-Teller-Methode	20
Gesundes Trinkverhalten	20
Wenn eine Ernährungsumstellung nicht gelingt	22
Helfer auf dem Weg zum persönlichen Idealgewicht	28
Chronisch krank und übergewichtig- Wenn das Abnehmen eine besondere Herausforderung darstellt	29
Sport, Diät und trotzdem Cellulitis?	31
Auf natürliche Art an den richtigen Stellen abnehmen- Wie Ihnen basische Körperpflege dabei helfen kann	33
Schlackenlösung durch Schröpfmassage	37
Wie Ihnen eine basenüberschüssige Ernährung auch bei Untergewicht hilft an den richtigen Stellen zuzunehmen	38
Die Urinmessung- Wie übersäuert sind Sie?	41
Die Darmreinigung und Sanierung	42
Wenn Essen hungrig macht- Der Teufelskreis der schlechten Kohlenhydrate	44
Übersäuerung durch schwer verdauliche Lebensmittelkombinationen	46
Basische, neutrale und saure Lebensmittel	48
Die Start-/Entschlackungsphase	51
Wie aussagekräftig ist der BMI?	52
Die Konstitutionstypen- Warum Size Zero nicht jedem passen kann	53
Rezeptideen	55
Literaturhinweise	68

Mein eigener Weg zum persönlichen Idealgewicht

Mit 43 habe ich es nun endlich geschafft, dass ich sagen kann, dass ich ein Gewicht erreicht habe und mein Körper sich dabei so geformt hat, dass ich mich nun endlich wohl und glücklich damit fühle. Es war ein langer Weg bis dorthin, denn bereits als Kind war ich schon immer von eher kräftiger Statur. Als Teenager wurde ich dann immer übergewichtiger und mit Mitte 20 hatte ich dann mein absolutes Höchstgewicht von gut 130 kg bei einer Körpergröße von 1,66m erreicht. Mit 26 schaffte ich es dann, aus ausschließlich eigener Motivation heraus und ohne fremde Hilfe innerhalb von 2 Jahren 60 kg abzunehmen.

Ich begann anfangs meine Ernährung nach den allgemeinen Empfehlungen hin an einen gewissen Kalorienbedarf am Tag anzupassen, wobei ich nicht unbedingt darauf achtete, was ich aß, sondern lediglich alles in Kalorien umrechnete. Ich fing dann auch an, immer mehr Sport zu treiben, um noch Platz für extra Kalorien zu haben und als ich nach einem Jahr die ersten 25 kg abgenommen hatte und es danach nicht so schnell damit weiterging, wie ich es wollte, meldete ich mich in einem Fitnesscenter an und begann dann dort bis zu 15 Stunden in der Woche zu trainieren. Ich nahm dann nochmals gut 25 kg ab, wurde aber immer unzufriedener mit meinem Körper, da sich die Proportionen immer unharmonischer formten und sich an meinen Problemzonen nicht viel tat.

Schließlich war ich dann so unglücklich, dass ich beschloss, mich wochenlang nur noch von Eiweißshakes zu ernähren, weil ich dann doch endlich auch dort abnehmen musste, wo sich noch die hartnäckigen Fettpolster befanden. Das Resultat dieser Aktion war, dass ich wieder nur noch weiter dort abnahm, wo ich sowie so schon nur noch aus Haut und Knochen bestand und sich an den Problemzonen weiterhin nichts tat. Ich war dann letztendlich so frustriert, dass ich aufhörte, Sport zu treiben und wieder in meine alten Essgewohnheiten verfiel und dann von den 60 abgenommenen Kilos nach einiger Zeit wieder 30 zunahm und damit rund 10 Jahre so lebte, ohne den erneuten Versuch, etwas daran verändern zu wollen.

Erst als es bei mir 2011 zu einer starken persönlichen Krise kam, erwachte in mir wieder der Wunsch, abzunehmen. Zu diesem

Zeitpunkt waren gerade die eiweißorientierten Ernährungskonzepte, bei denen man im Schlaf abnehmen sollte, sehr populär und so sprang auch ich für kurze Zeit auf diesen Zug auf. Ich meldete mich dann sogar wieder in einem Sportstudio an und begann diesmal die eiweißreiche Ernährung mit einem moderaten Sportprogramm zu unterstützen. Ich nahm dabei auch 5 kg in 5 Wochen ab, aber ich fühlte mich schlecht dabei und in meinem Gesicht zeigten sich, trotz nur 5 kg Gewichtsverlust, deutliche Falten. So ließ ich mein Sportprogramm schnell wieder sausen und aß weiter wie bisher.

Meine Rettung war damals, dass mir ein Buch über basenüberschüssige Ernährung in die Hände fiel und ich dann das erste Mal verstand, warum sich mein Körper durch das Abnehmen und den vielen Sport so »ungünstig« verformt hatte. Ich begann nun, mich sehr intensiv mit der Thematik »Säuren und Basen« auseinanderzusetzen und entschloss mich dazu, anstatt mich eiweißreich und kohlenhydratarm lieber weniger eiweißreich und mehr Kohlenhydrat lastig zu ernähren, und zwar diesmal von der Art von Kohlenhydraten, die im Körper Basen hinterlassen, wie Kartoffeln, Bananen und reifem süßen Obst und keine Säuren, wie Getreide und raffinierter Zucker.

Zusätzlich unterstütze ich das Ganze noch durch basische Körperpflege, indem ich bis zu 3 Mal in der Woche ein basisches Vollbad nahm, Duschgel und Körperlotion aus meinem Bad verbannte, meine Haut nur noch mit Kernseife reinigte und anfing, anstatt ins Sportstudio zu gehen, jetzt lange ausgedehnte Spaziergänge bei jedem Wetter zu unternehmen. Das Fazit dieser Aktion war, das ich dieses Mal, ohne Kalorien gezählt zu haben, in 6 Monaten 30 kg abnahm, obwohl ich mich immer satt gegessen hatte und ohne dabei noch zusätzliche Falten bekommen zu haben, und das mit mittlerweile über 40.

Ich fühlte mich wie neugeboren und nahm dieses Mal auch relativ gleichmäßig ab, sodass sich meine Körperproportionen harmonisierten, da ich jetzt endlich begriffen hatte, wie wichtig es doch ist, seinen Körper beim Abnehmen von innen zu reinigen und zu entschlacken. Das war also das ganze Geheimnis! Trotz naturheilkundlicher Ausbildung hatte ich diesen Aspekt irgendwie immer außer Acht gelassen, aber jetzt war der Groschen gefallen und des Rätsels Lösung offenbart.

Wie durch Übersäuerung überflüssige Kilos festgehalten werden

Wenn jemand übergewichtig ist, so kann man davon ausgehen, dass derjenige auch auf jeden Fall übersäuert ist, denn je gefüllter die Fettdepots sind, desto mehr Säuren sind in ihnen auch gespeichert; also sind Fettpolster genau genommen Säurespeicher. Um effektiv abnehmen zu können, müssen dann logischerweise diese Säurespeicher geleert werden, damit die auch Fettpolster kleiner werden. Doch wie gelingt dieses?

Der wichtigste Faktor ist hier die richtigen Nahrungsmittel, nämlich diejenigen, die im Stoffwechsel Basen hinterlassen und somit bewirken, dass der Körper die überschüssigen Säuren ausscheiden kann. Aber was sind das für Nahrungsmittel, die im Körper Basen bilden? Müssen wir denn wieder irgendwelche teuren Präparate kaufen, um dieses erreichen zu können? Nein, auf keinen Fall! Vergessen Sie Diätpulver, Lightprodukte oder spezielle Abnehm-Schokoriegel.

All diese Sachen mögen zwar weniger Kalorien aufweisen, da sie aber meist überwiegend aus synthetischen Inhaltsstoffen bestehen, damit sie uns überhaupt schmecken, hinterlassen sie im Körper Säuren und diese Säuren verhindern, dass sich die Fettdepots entleeren können. Basen bildende Nahrungsmittel sind paradoxerweise diejenigen, welche bei vielen Diätkonzepten gemieden werden sollten, wie z.B. Bananen, andere süße Obstsorten wie Birnen, Melonen, Weintrauben, Trockenfrüchte, sowie Mandeln, Cashewnüsse und Kartoffeln, die auch oft als Dickmacher verschrien sind.

Ansonsten sind noch die meisten Gemüsesorten und Blattsalate wichtige Basenspender. Säure bildend hingegen sind Getreideprodukte (auch die aus Vollkorn), tierisches und auch pflanzliches Eiweiß (Fleisch, Fisch, Milchprodukte, Eier, Hülsenfrüchte) und Nahrungsmittel, die aus stark verarbeiteten und synthetischen Inhaltsstoffen wie raffiniertem Zucker, künstlichen Süßstoffen, Stärke, Farb-, Aroma- und Konservierungsstoffen, Emulgatoren und Geschmacksverstärkern (auch oft als Hefeextrakt aufgeführt) bestehen. Als goldene Merkregel gilt hier, dass so gut wie alle synthetischen Zusatzstoffe in Nahrungsmitteln vom Körper zu Säuren verstoffwechselt werden. Auch synthetisch zugesetzte Vitamine kann der Körper meist nicht verwerten und so bleiben sie auch wieder als Säuren im Körper zurück und müssen ausgeschieden werden.

Also sollten wir, wenn wir auf natürliche Art und Weise abnehmen wollen, welches nach meiner eigenen Erfahrung her der einzig richtige, und vor allem auf Dauer gesehen auch langfristigste Weg ist, ursprünglich denken und uns so ernähren, wie es vor etwa 150 Jahren üblich war. Zu dieser Zeit wurde das gegessen, was natürlich zu den bestimmten Jahreszeiten wuchs, also hauptsächlich Obst, Gemüse und Kartoffeln. Das Getreide hatte zu diesem Zeitpunkt, insbesondere der Weizen, einen wesentlich geringeren Glutengehalt und war somit leichter verdaulich als heute.

Tierische Produkte waren ein Luxus und somit rationiert und es wurde in der Regel nur einmal in der Woche Fleisch gegessen. Künstliche Zusatzstoffe in Nahrungsmitteln waren zu dieser Zeit unbekannt und genauso wie das Problem der heutzutage ständig zunehmenden Allergien. Margarine gab es zu diesem Zeitpunkt nicht, ebenso wenig wie die Thematik mit dem erhöhten Cholesterinspiegel.

Genauso war Übergewicht ein sehr seltenes Thema und eher in den gut situierten Kreisen ein Thema, wo alles im Überfluss vorhanden war und genossen wurde. Außerdem war das Leben zu dem Zeitpunkt weniger technisiert und somit genügend Möglichkeiten vorhanden, natürliche Bewegung in seinem Alltag zu haben. Wenn wir also wieder anfangen würden, uns mehr an das Ursprüngliche zurück zu besinnen und dies wieder verstärkt in unseren Alltag leben täten, würden viele Krankheiten von allein wieder verschwinden und ebenso die doch heutzutage sehr verbreitete Thematik mit dem Übergewicht, denn ursprünglich hatten wir uns von Natur aus schon basenüberschüssig ernährt.

Warum aber ist eine Ernährung aus überwiegend Basen bildenden Nahrungsmitteln so wichtig für die Gesundheit? Weil die meisten menschlichen Körperflüssigkeiten selbst einen basischen ph-Wert haben, wie z.B. das Blut und die Flüssigkeit, die das Bindegewebe umgibt und der Mensch selbst aus Basen (Mineralien) wie Kalzium, Kalium, Phosphor, Schwefel, Silizium und Magnesium besteht; deshalb sollte der Mensch sich auch, um gesund zu bleiben und abzunehmen zu können, sich überwiegend von den Nahrungsmitteln ernähren, die reich an diesen Mineralien sind, wie Obst, Gemüse, Kartoffeln und Salat, damit der Körper stets gut damit versorgt ist und so nicht in eine Übersäuerung gerät.

Der basische ph-Wert beginnt ab 7,1, der Wert 7 ist neutral (wie z.B. das Wasser), Werte unter 7 werden als Säuren bezeichnet.

Vorteile einer basenüberschüssigen Ernährung im Allgemeinen:

-verlangsamter Alterungsprozess durch Stoffwechselentlastung, jugendlichere Ausstrahlung, weniger Faltenbildung und weniger graue Haare
-weniger Belastung der Ausscheidungsorgane Niere, Darm und Lunge
-geringere Krankheitsanfälligkeit für Stoffwechsel bedingte Krankheiten wie Diabetes, erhöhtem Cholesterinspiegel und Übergewicht
-Entlastung bei chronischen Krankheiten wie Rheuma, Gicht, Allergien und Hauterkrankungen
-Reduzierung und Vermeidung der Beschwerden in hormonellen Umstellungsphasen wie Schwangerschaft oder Wechseljahren
-geringere Neigung zu Abbauerkrankungen wie Osteoporose, Karies und Gelenkerkrankungen
-ein optimal arbeitendes Immunsystem durch eine gute Viskosität des Blutes
-Reduzierung und Vermeidung von typischen Schönheitsmakeln wie Cellulitis, schwachem Bindegewebe, unreiner Haut und vorzeitiger Faltenbildung
-geringere Beanspruchung der Verdauungssäfte, welches bis ins hohe Alter eine gute Verdauung gewährleistet

Was Sie alles sauer machen kann

Falsche Ernährung
Je verarbeiteter und unnatürlicher die Nahrung ist, desto weniger Mineralstoffe enthält sie und umso Säure bildender wirkt sie sich im Stoffwechsel aus. Natürliche Ernährung enthält Mineralstoffe (Basen), um Säuren auszugleichen.

Genussmittel im Übermaß
Alkohol, Süßigkeiten, Nikotin und Kaffee im Übermaß treiben eine Übersäuerung voran. Hier macht die Dosis das Gift!

Falsche Essgewohnheiten
Zu schnell, zu wenig gekaute und eingespeichelte Nahrung überfordern Magen und Darm. Das Essen nebenbei beim Fernsehen, Lesen oder gar bei der Arbeit lassen uns unser Sättigungsgefühl gar nicht mehr richtig wahrnehmen und verleitet uns dazu, mehr zu essen, als wir eigentlich brauchen.

Falsche Trinkgewohnheiten
Der Körper braucht 0,03l Flüssigkeit pro kg/Körpergewicht, um die Säurereste aus der Verstoffwechselung verdünnen und ausscheiden zu können. Die optimalen Getränke hierfür sind stilles Mineralwasser, Leitungswasser (am besten abgekocht und gefiltert) oder Kräutertee. Abends nach 19 Uhr sollten Sie nach Möglichkeit keine größeren Mengen Flüssigkeit mehr zu sich nehmen, da ab diesem Zeitpunkt die Nieren in ihrer Ausscheidungskapazität herunterfahren und die Flüssigkeit so nur noch verlangsamt ausgeschieden wird und den Körper somit belastet. Also am besten regelmäßig über den Tag hinweg verteilt trinken.

Bewegungsarmut
Der Alltag ist für viele, auch aus beruflichen Gründen, durch zu wenig körperliche Aktivität geprägt. Dadurch wird der Darm träge und kann seine Aufgaben nicht mehr optimal erledigen. Es muss nicht immer Sport sein, um etwas für seine Gesundheit zu tun, denn ein Spaziergang an der frischen Luft, am besten mit tiefer, bewusster Bauchatmung, sorgt hier schon für einen gesunden Ausgleich

Stress und Hektik
Schlägt uns auf Magen und Darm, bis hin zu Verstopfung, Durchfall und Geschwüren

Medikamente
Vor allem rezeptpflichtige Medikamente wie Cortison bilden Essigsäure und sind somit starke Säurebildner, ebenso wie das Schmerzmittel Acetylsalicylsäure, das das Wort Säure schon in seinem Namen enthält.

Wie Ihnen die richtigen Kohlenhydrate beim Abnehmen helfen und warum zu viel Eiweiß Ihren Körper eher außer Form bringt

Sind Kohlenhydrate nun gut oder schlecht fürs Abnehmen? Muss ich denn wirklich viel Eiweiß essen, um überflüssige Kilos zu verlieren? Um das Ganze einmal nach dem Aspekt des Säure-Basen-Haushaltes zu beleuchten, muss man wissen, dass Eiweiß bei der Verstoffwechselung im Körper stets Säuren hinterlässt, sowohl das tierische, als auch das pflanzliche Eiweiß. Das tierische Eiweiß ist in der Regel sogar noch Säure bildender als das pflanzliche, es ist dafür aber leichter verdaulich und vom Körper besser verwertbar, da es dem körpereigenen Eiweiß vom Aufbau her ähnlicher ist. Also braucht man davon auch weniger zu sich nehmen, damit der Körper seinen täglichen Bedarf daraus decken kann, in etwa 0,5g/pro kg Körpergewicht.

Wer übergewichtig ist, sollte seinen Eiweißbedarf anhand seines Normalgewichtes berechnen! Der Körper braucht z.B. Eiweiß um körpereigenes Gewebe wie Knochen, Haut, Muskeln, Sehnen, Körperzellen aufbauen und erhalten zu können, sowie Hormone, körpereigene Enzyme und Antikörper für das Immunsystem zu bilden. Nur wer körperlich schwer arbeitet, Sport im leistungsorientierten Bereich betreibt oder an einer Nierenerkrankung leidet, bei der verstärkt körpereigene Eiweiße ausgeschieden werden, hat einen höheren Eiweißbedarf.

Wer sich unter normalen Lebensumständen ständig zu viel Eiweiß zuführt, der läuft dabei Gefahr, dass er damit auf Dauer seine Nieren schädigt, denn das überschüssige Eiweiß muss an Ammoniak gebunden, wieder über die Nieren ausgeschieden werden, welches eine große Belastung für sie darstellt. Bereits ab dem 30. Lebensjahr verlieren die Nieren schon jährlich ca. 1% ihrer natürlichen Ausscheidungskapazität und dies bedeutet, dass der Körper durch überschüssiges Eiweiß anfängt, sich selbst zu »vergiften«, da er es mit zunehmendem Alter immer verlangsamter ausscheiden kann.

In Bezug auf das Abnehmen kann eine überhöhte Eiweißaufnahme zwar dazu führen, dass man abnimmt, aber gerade dort, wo sich die Fettpolster sehr hartnäckig halten, nicht viel passiert, wenn im Gegenzug nicht ausreichend basenüberschüssige Nahrungsmittel verzehrt werden. Gerade auch Menschen, die nicht nur ein paar Kilo abnehmen wollen, sondern bei denen es vielleicht auch aus gesundheitlichen Gründen doch auch schon mehr sein müssen, neigen dazu durch zu viel Eiweiß zu übersäuern, denn sie gehören dem Konstitutionstypen Pykniker an, d.h. das ihnen die Thematik mit dem Übergewicht bereits in die Wiege gelegt wurde, denn sie haben von Natur aus schon einen kräftigeren Körperbau (mehr dazu auch im Kapitel »Die Konstitutionstypen«).

Dass die Haut beim Abnehmen verstärkt Falten bilden kann, entsteht dadurch, dass durch die frei gewordenen Fettsäuren aus den Fettdepots der Körper sich in einem erhöhten Übersäuerungsstatus befindet und diese Säuren, bis er sie durch eine ausreichende Basenzufuhr ausscheiden kann, erst einmal im Bindegewebe direkt unter der Haut einlagert. Diese Säuren greifen die kollagene Struktur der Haut an und so entstehen Falten.Bei Kohlenhydraten kann man nicht generell sagen, dass sie schlecht sind, denn da gibt es diejenigen, die im Körper Säure bilden und dann wiederum auch die, die im Körper basisch wirken.

Zu den Säure bildenden Kohlehydraten gehören die aus Getreide (sowohl die aus Vollkorn als auch die aus Auszugsmehl), sowie die aus industriellem Zucker.

Zu den Basen bildenden zählen die komplexen Kohlenhydrate, wie sie in fruchteigenen Zucker in reifen und süßen Obstsorten vorhanden sind und auch in Süßungsmitteln, die daraus hergestellt sind wie z.B. Agavensüße, Rübensirup, Apfel- und Birnendicksaft und ebenso in Kartoffeln.

Getreideprodukte aus Vollkorn gehören zwar auch zu der Gruppe der komplexen Kohlenhydrate, weil sie den Blutzuckerspiegel nur langsam ansteigen und wieder abfallen lassen, welches auch ein längeres Sättigungsgefühl zur Folge hat, da sie aber einen hohen Eiweißgehalt haben und durch das darin enthaltene Gluten schwer verdaulich sind, hinterlassen auch sie im Körper Säuren.

Alle gängigen Getreidesorten wie Weizen, Roggen, Hafer, Gerste und auch Dinkel enthalten Gluten, wobei der Weizen am glutenhaltigsten von allen ist, welches auch an der speziellen Züchtung dessen liegt, da ein hoher Glutenanteil für die Industrie bessere Verarbeitungsmöglichkeiten bietet. Für den menschlichen Darm bedeutet dies aber Schwerstarbeit bei der Verdauung, was auch erklärt, warum immer mehr Menschen auf Gluten mit Unverträglichkeiten reagieren.

Wer also abnehmen will, der sollte Weizenprodukte meiden und auch im allgemeinen Getreide sparsam in seine Ernährung einbauen. Am besten geeignet sind hier immer noch Produkte aus Dinkel, idealerweise aus Vollkorn, da Dinkel noch den geringsten Glutengehalt von allen Getreidesorten aufweist.

Das Richtige essen zur richtigen Zeit - Welche Nährstoffe unser Körper wann am besten verstoffwechseln kann

Frühstück-Mittags-Abends

Unsere Verdauung funktioniert nach einer bestimmten Chronologie, denn auch unsere Organe arbeiten nach einer inneren Uhr, bei der sie Hochleistungsphasen und Tiefpunkte haben. In Bezug auf den Stoffwechsel spielt die Leber dort eine entscheidende Rolle, denn sie ist unser primäres Stoffwechselorgan und sorgt dafür, dass die Fettsäuren ab- und umgebaut werden. Ein weiteres wichtiges Organ beim Stoffwechsel ist der Darm, genau genommen der Dünndarm, denn in ihm werden die Nährstoffe aus der Ernährung aufgespalten und dann in den Blutkreislauf abgegeben, um die etwa 70 Billionen Körperzellen davon zu ernähren.

Die Leber hat ihre Hochleistungsphase ab ca. 2 Uhr in der Nacht, indem sie anfängt, die Reste von dem, was wir tagsüber zu uns genommen haben, der Körper aber nicht verwerten konnte, zu entgiften. Diese Phase dauert noch bis zum späten Vormittag an und in dieser Zeit möchte sie nicht mit schwer verdaulichen Nahrungsmitteln belastet werden. Viele Menschen haben morgens nur einen geringen oder auch gar keinen Appetit, was sich physiologisch auch daran erklären lässt, dass die Leber erst einmal in Ruhe die alten Nahrungsreste verdauen will und deshalb nicht unbedingt wieder neue Nahrung, vor allem schwer verdauliche, haben will.

Morgens: Der Körper braucht auch morgens die richtigen Nährstoffe, nämlich leicht verdauliche Nahrung, um einen guten Start in den Tag zu bekommen. Deshalb ist es gerade zum Frühstück besonders wichtig, dass wir auch das Richtige zu uns nehmen, damit die Entschlackungsphase nicht gestört wird, der

Körper aber wiederum trotzdem gut versorgt ist. Unsere beliebten Frühstückskombination aus Brot oder Brötchen mit Wurst, Käse, Marmelade, Nussnugatcreme und dazu dann auch noch ein Ei zu verdauen, fordern vom Körper eine enorm hohe Verdauungsleistung, wobei dann auch die Entschlackungsphase gestoppt wird, was allgemein für die Gesundheit ungünstig ist, aber auch besonders blockierend für den Abbau überflüssiger Kilos.

Außerdem hinterlässt diese Art von Frühstück ausschließlich Säuren im Körper und durch diese Säuren entstehen nicht nur Übergewicht, sondern auch ernsthafte chronische Krankheiten (mehr dazu in meinem Buch »Der basische Mensch«). Also bedeutet es genau genommen, dass wir uns schon zum Frühstück krank und übergewichtig essen!

Doch wie sieht denn das ideale Frühstück aus, das den Körper weiter entschlacken lässt, ihm aber genügend Energie liefert, um einen guten Start in den Tag zu bekommen? Die passende Antwort lautet hier: Obst. Reif und süß sollte es sein, denn dann ist es besonders basenreich, wie z.B. Bananen, Birnen, Weintauben, Melonen, Ananas, Feigen, Kaki, Kiwi ect.; Citrusfrüchte, die oft zum Frühstück verzehrt werden, bilden, ähnlich wie Beerenfrüchte, im Körper eher Säuren, können aber mit süßen Obstsorten zusammen gegessen werden.

Ein klassisches Müsli, wie viele es morgens zu sich nehmen und dies oft zusammen mit Milch, wirkt sich im Körper ebenso Säure bildend aus, da Milch (tierisches Eiweiß, Laktose) und Müsli (besteht üblicherweise aus Haferflocken, die glutenhaltig sind), gerade auch in Kombination miteinander (siehe auch Kapitel »Schwer verdauliche Lebensmittelkombinationen«) schwer verdaulich sind. Eine gute Alternative sind hier glutenfreie Getreide-breie aus Buchweizen, Hirse und Amarant, die mit Wasser oder Reis-, Hafer-, Dinkel- oder Mandeldrink zusammen kurz aufgekocht und dann zusammen mit Obst gegessen werden. Diese Getreidebreie wirken sich im Stoffwechsel nur leicht Säure bildend aus und sind leichter verdaulich als Müsli, da sie glutenfrei sind.

Ein Müsli auf Basis von Dinkel, ohne Hafer oder Weizen, ist auch noch eine bessere Alternative, da es wesentlich weniger Gluten enthält. Um einen besseren Sättigungseffekt zu bekommen können Sie zu Frühstück auch noch Mandeln, Cashew-, Walnüsse oder auch Trockenfrüchte essen. All dieses liefert Ihnen einen guten und unbeschwerten Start in den Tag und hält Sie lang satt, da

Sie hierbei nur komplexe Kohlenhydrate zu sich nehmen. Wenn Sie morgens eher weniger Süßes mögen, so ist ein Rohkostsalat (z.B. aus Möhren, Kohlrabi, Rote Beete) oder auch ein gemischter grüner Salat (aber ohne tierisches Eiweiß) mit Sprossen und Keimen, eine Alternative hierzu.

Die Zeit bis zur nächsten Mahlzeit, welche idealerweise das Mittagessen sein sollte, denn wenn Sie Zwischenmahlzeiten zu sich nehmen, stoppt der Körper die Fettverbrennung und Entschlackung, die immer dann in Gang kommt, wenn Sie längere Zeit nichts essen (mindestens 4, besser noch 5 Stunden) und keine kalorienhaltigen Getränke zu sich nehmen (auch keine Lightgetränke). Nutzen Sie die Zeit um ausreichend Wasser und Kräutertee zu trinken, damit der Körper während seiner Entschlackungsphase ausreichend unterstützt wird, die noch bis zum späten Vormittag andauert.

Erst dann, so etwa ab 11 Uhr, mag der Körper dann schwer verdaulichere Nahrung wie z.B. tierisches Eiweiß verdauen und ab dieser Zeit kann er es auch optimal nutzen. Es wirkt dann auch weniger Säure bildend, da es jetzt schneller verdaut wird. Vergessen Sie aber nicht, dass Sie immer genügend Basenspender zu sich nehmen, wie z.B. als grünen Salat (im Winter alternativ Kohl), Rohkost in Form von Möhren, Paprika, Kohlrabi, Gurken (nur im Sommer), Tomaten (wenig, da in roher Form eher Säure bildend) und einem Dressing aus Essig oder Zitronensaft, Öl und Kräutern.

Mittags: Wenn Sie mittags die Möglichkeit haben, etwas Warmes essen zu können, so ist es ideal, vorweg immer noch einen Rohkostsalat zu sich zu nehmen, denn so haben Sie noch zusätzliche Basenspender dabei. Bei warmen Gerichten sind Kartoffeln und Gemüse hier die erste Wahl. Dieses dürfen Sie auch mit Fleisch, Fisch oder Eiern (mengenmäßig nur als Beilage) kombinieren. Wenn Sie Reis oder Nudeln (idealerweise aus Dinkelvollkorn) essen, so kombinieren Sie dies bitte nicht mit tierischem Eiweiß, sondern nur mit Gemüse oder Salat, da dieses Menü sonst schwer verdaulich wird. Nudeln und Reis sollten sie nicht allzu häufig essen (bis zu 3 Mal pro Woche), da sich diese Säure bildend im Stoffwechsel auswirken. Die dürfen auch gebratene Speisen wie Bratkartoffeln essen und können dabei abnehmen, wenn Sie das Fett sparsam dosieren (die Pfanne damit nur auspinseln) und vor allem auch das richtige Fett dafür verwenden.

Ideal zum Braten sind: Kokosöl (im Glas erhältlich, ungehärtet und cholesterinfrei), Olivenöl, Butterschmalz oder gereinigte Butter (Ghee) und spezielle Brätle. Verwenden Sie zum Braten niemals kalt gepresste Öle, wie Sie sie für den Salat verwenden sollten, denn sie bestehen aus mehrfach ungesättigten Fettsäuren, die nicht zum Erhitzen geeignet sind (Ausnahme: Olivenöl, da es aus vorwiegend einfach gesättigten Fettsäuren besteht).

Sie dürfen zu Ihren Menüs auch Soße essen, Voraussetzung hierfür ist allerdings, dass Sie sie selbst herstellen, also keine Fertigprodukte dafür verwenden und sie nicht mit Stärke binden (stattdessen z.B. mit Johannisbrotkernmehl). Mit Salz gehen Sie bitte im Allgemeinen sparsam um (ca. 6g pro Tag, in etwa ein Teelöffel) und verwenden bitte nur natürliches Salz ohne Kaliumjodat (künstliches Jod, welches der Körper nicht verwerten kann, alternativ hierzu: Jod aus Meeresalgen) oder Fluorid (ein Enzym schädigendes Gift), wie z.B. Meer-, Stein- oder Himalajasalz. Würzen Sie, um Salz zu sparen oder ganz zu ersetzen mit Liebstöckel (Maggikraut) oder mit frischen, getrockneten oder tiefgefrorenen Kräutern.

Wenn Sie noch Obst zum Mittag essen möchten, dann tun Sie dies bitte als Vorspeise und nicht als Nachtisch, wie sonst oft üblich, denn wenn Sie zuerst die gekochten und schwerer verdaulichen Nahrungsmittel essen, dann wird das sonst leicht verdauliche Obst ebenso schwer verdaulich, denn es muss dann erst einmal „warten", bis die zuerst verzehrten Nahrungsmittel verdaut sind.

Nachmittags: Wenn Sie nachmittags einen Snack brauchen, so können Sie bis 16 Uhr Obst oder Rohkost zu sich nehmen, danach nur noch Bananen oder kleine Mengen an Trockenfrüchten und Nüssen, denn wenn Sie nach 16 Uhr noch Rohkost in Form von Obst oder Salat zu sich nehmen, dann besteht die große Gefahr, dass diese Nahrungsmittel unverdaut über Nacht im Körper liegen bleiben und dabei anfangen zu gären, was die Leber auf Dauer enorm belastet und bei regelmäßigem Verzehr auch zu Leberschäden, wie sie sonst nur bei Alkoholikern vorkommen, führen kann. Ideal ist es aber, wenn Sie in der Anfangsphase der Ernährungsumstellung auf diese Zwischenmahlzeit verzichten können, denn dann können Sie schnellere Erfolge beim Gewichtsverlust erzielen.

Wenn nachmittags aber der Appetit auf etwas Süßes zu groß ist, dann geben Sie dem in basischer Weise nach, anstatt zu Kuchen,

Schokolade oder zu anderen Süßigkeiten zu greifen. Dass man nachmittags Appetit auf etwas Süßes Appetit bekommt, ist auch physiologisch gut erklärbar, denn zu diesem Zeitpunkt möchte die Leber ihre Kohlenhydratspeicher nochmals auffüllen.

Abends essen Sie idealerweise eine leicht verdauliche warme Mahlzeit. Gehen Sie mit der Fettzugabe bei den Gerichten etwas sparsamer um, denn es bestehen hier nun nicht mehr so viele Möglichkeiten, dieses noch abzubauen, aber ein Schuss Sahne oder etwas Butter am Gemüse ist hier dennoch erlaubt, denn so können Vitamine und Mineralien besser verwertet und die Nahrung besser verdaut werden. So natürliche Fette wie Butter und Sahne reagieren im Stoffwechsel neutral, d.h. sie hinterlassen weder Säuren noch Basen, anders als z.B. die gehärteten pflanzlichen Fette aus Margarine, die im Stoffwechsel die schädlichen Transfettsäuren hinterlassen, die dann letztendlich zu einem erhöhten Cholesterinspiegel und zu Arteriosklerose führen. Eine dünne Schicht Käse zum Überbacken ist auch abends erlaubt. Verwenden Sie aber stets Käse mit mindestens 40% Fett in Tr., denn sogenannter Lightkäse bedeutet für die Verdauung Schwerstarbeit. Abends ist die ideale Zeit für Kartoffelgerichte, Gemüsesuppen, Eintöpfe und Aufläufe.

Wenn Sie einmal ausprobieren möchten, ob Sie schneller abnehmen, wenn Sie abends komplett auf Kohlenhydrate verzichten, also auch die Kartoffeln weglassen, dann kombinieren Sie Fleisch, Fisch, Eier oder auch Champignons mit einer großen Portion Gemüse. Kartoffelgerichte am Abend unterstützen aber eher die Gewichtsabnahme (denken Sie dabei an die sogenannten Kartoffeldiäten, die ja auch sehr erfolgreich sind), denn Kartoffeln haben nur etwa 1/3 der Kohlenhydrate von Reis oder Nudeln und sind Basen bildend.

Wenn Sie abends einmal nicht kochen können oder möchten, können Sie auch einmal Antipasti probieren, also eingelegtes Gemüse oder Pilze, die auch einen guten Sättigungseffekt haben, wozu Sie auch kleine Portionen Käse oder rohen Schinken essen können. Bei in Öl eingelegten Antipasti entfernen Sie bitte so gründlich wie möglich das überschüssige Öl! Außerdem sollte das Gemüse nach Möglichkeit nicht in Branntweinessig eingelegt sein.

Die Viertel-Teller-Methode

Um den Säure-Basen-Haushalt im Körper im Gleichgewicht zu halten oder ihn wieder dorthin zu bringen, ist ein Verhältnis von ¼ Säure bildender Nahrung und ¾ Basen bildender Nahrung ein optimales Maß. So können die überschüssigen Basen die anfallenden Säuren neutralisieren und der Körper kann diese über die Leber verstoffwechseln und gleich wieder über Nieren, Darm, Lunge und Haut ausscheiden, ohne sie als Schlacken im Körper ablagern zu müssen, weil zu wenig Mineralstoffe zur Neutralisierung vorhanden sind.

Um das Mengenverhältnis überschaubar zu halten, nehmen Sie Ihren Teller und teilen ihn visuell in 4 Teile. 3 Teile davon sind für die basischen Nahrungsmittel (Obst, Gemüse, Salat, Kartoffeln) vorbehalten, der Rest für die Säurebildner, wie tierisches Eiweiß (Eier, Käse, Fleisch, Fisch, Geflügel) oder konzentrierte Kohlenhydrate (Nudeln, Reis, Brot). Neutrale Nahrungsmittel wie ungehärtete pflanzliche Fette, Öle, Butter und Sahne fallen beim Säure-Basen-Ausgleich nicht ins Gewicht, da sie weder Säuren noch Basen im Stoffwechsel hinterlassen. Natürlich muss aber bei den Fetten die Menge für den täglichen Kalorienbedarf mit berücksichtigt werden.

Gesundes Trinkverhalten

Dass der Körper erst überflüssige Kilos loslassen kann, wenn er genügend Flüssigkeit bekommt, um die angesammelten alten Schlacken (Stoffwechselreste) ausleiten zu können, ist kein Geheimnis.

Als allgemeine Trinkempfehlung heißt es hier oft, dass man 2 Liter Flüssigkeit zu sich nehmen sollte, was auch für einen Menschen, der etwa 70 kg wiegt, so passt. Sollten Sie aber mehr wiegen, dann müssen Sie auch mehr trinken, denn der Körper braucht 0,03l Flüssigkeit, um vernünftig entschlacken zu können, und zwar in Form von stillem, mineralstoffarmen Mineralwasser (kann Schadstoffe am besten binden und ausleiten), Leitungswasser (am besten vorher abgekocht und gefiltert), Quellwasser und Kräutertee. Kohlensäurehaltiges Mineralwasser kann Schadstoffe nicht binden und ausleiten und erzeugt im Körper erneut Säuren, die über die Lunge abgeatmet werden müssen. Der Konsum von Kräutertee sollte im Verhältnis zum Wasser nur etwa 1/3 betragen, denn Kräutertee hat zwar die Eigenschaft Schlacken gut lösen zu können, aus dem Körper herausgespült werden müssen sie allerdings dann doch mit Wasser.

Wenn Sie Kaffee oder schwarzen Tee trinken, so ist dieses nicht zur Flüssigkeitsmenge hinzuzurechnen! Den Kaffee, sofern Sie nicht darauf verzichten können (bis zu 3 kleine Tassen sind o.k.), trinken Sie bitte, wenn Sie ihn nicht schwarz mögen, mit Sahne (keine Kaffeesahne!) oder Reis-, Hafer-, Dinkel- oder Mandeldrink und zum Süßen nehmen Sie alternative natürliche Süßungsmittel wie z.B. Stevia oder Xylit.

Trinken Sie nicht direkt zu den Mahlzeiten, da dadurch die Verdauungssäfte verdünnt und somit die Verdauung erschwert wird. Idealerweise trinken Sie eine halbe Stunde vor einer Mahlzeit etwas und dann erst wieder eine Stunde nach dem Essen. Trinken Sie die für Sie notwendige Flüssigkeitsmenge gleichmäßig über den Tag verteilt und nach Möglichkeit bis 19 Uhr, denn nach 19 Uhr schalten die Nieren in ihrer Ausscheidungskapazität herunter, d.h. dass die Flüssigkeit dann länger im Körper verweilt und ihn belastet.

Wenn Sie anfangen zu entschlacken, dann kann es sein, dass Sie anfangs auch mehr Durst haben, was auch ganz normal ist, denn der Körper möchte die mobilisierten Schlacken so schnell wie möglich loswerden und braucht dafür Flüssigkeit. Es ist dann auch sinnvoll, die tägliche Trinkmenge noch zu erhöhen.

Wenn eine Ernährungsumstellung nicht gelingt

Der Versuch seine Ernährung dauerhaft umzustellen, ist wesentlich schwieriger, als für eine gewisse Zeit lang mal eine Diät zu machen, denn danach verfällt man meistens wieder in seine alten Ernährungsgewohnheiten und was dann kommt, ist vielen Diätgeschädigten als der allseits gefürchtete Jo-Jo-Effekt bekannt, weil man dabei nicht lernt, sich dauerhaft richtig zu ernähren. Wenn das mit einer Diät bei Ihnen funktioniert hätte, würden Sie Ihre Zeit wahrscheinlich doch auch anders nutzen, als noch ein weiteres Buch übers Abnehmen zu lesen. Diäten funktionieren immer nur so lange, wie man aktiv dabei ist, denn das allgemeine Verständnis über die Bedeutung des Wortes »Diät« ist meistens noch, dass, nachdem man z.B. abgenommen hat oder sich die gesundheitliche Problematik gebessert hat, man wieder so weiter machen kann, wie davor.

Der Begriff „Ernährungsumstellung" ist da schon transparenter, da er verdeutlicht, dass man dauerhaft etwas umstellen muss, um auch langfristig Erfolg zu haben, und dies ist immer mit mehr Mühen verbunden, wie nur zeitweise seinen inneren Schweinehund bekämpfen zu müssen. Am wichtigsten sind hier aber der wahren Hintergründe, warum man eine solche Veränderung auf sich nehmen will, denn nur wenn einem die wahren Gründe für z.B. das Übergewicht oder den schlechten Gesundheitszustand bewusst sind, kann man hier auch erfolgreich sein.

Bei einigen Menschen sind die wahren Gründe ganz offensichtlich, bei anderen wiederum liegen sie tief verborgen und müssen teilweise auch mit professioneller Hilfe an die Oberfläche gebracht werden, um bearbeitet zu werden, wie zum Beispiel bei der Thematik des emotionalen Essens, d.h. wenn aus anderen Gründen als aus wirklichem Hunger gegessen wird, und dass dann auch noch in ungesunden Mengen. Hierbei heißt es, die Leere im Leben zu schließen, indem man das wahre Bedürfnis stillt, welches hinter dem Hunger steckt. Wenn Sie sich bei diesem Thema angesprochen fühlen und Sie selbst es für sich nicht lösen können, dann holen Sie sich unbedingt therapeutische Hilfe! Denn nur wenn Sie dieses dahintersteckende Thema ablösen, kann daraufhin Ihr wahres Leben beginnen und dass mit dem richtigen Essverhalten regelt sich dann oft auch von allein.

Bei vielen ist es aber meistens einfach nur der innere Schweinehund, der sich nicht überwinden lassen will, weil man sich die Ziele nicht deutlich genug vor Augen führt, welche man eigentlich nach dem Erfolg, den man sich von einer Ernährungsumstellung erhofft, wie z.b. ein aktiveres Leben zu führen, mehr Wohlbefinden für sich zu erlangen, im Job bessere Chancen zu haben oder einfach im Leben noch einmal komplett neu beginnen und dass einfach mit weniger Kilos und vielleicht auch einem neuen Look.

Wenn Sie genug Eigenmotivation haben, um die Sache von selbst anzupacken, es Ihnen aber schwerfällt, von Ihrer jetzigen Ernährung direkt auf die basenüberschüssige zu wechseln, dann ist hier oft nochmals ein Zwischenschritt hilfreich. Für viele kann das Fasten ein Weg sein, wer aber nicht ganz auf Nahrung verzichten möchte, der kann durch das moderate Fasten, bei dem kleine Mengen an Nahrung zu sich genommen werden, seinen Körper noch mal von den alten Ernährungsgewohnheiten entwöhnen und sich auch von innen für 7-14 Tage verstärkt reinigen.

Der Körper kommt gut mit kleinen Mengen an Nahrung für eine gewisse Zeit lang, ohne dass Sie ein Hungergefühl gekommen, aus, wenn Sie vorher den Darm mit Bitter- oder Glaubersalz reinigen. Dafür nimmt man 20-30g Bitter- oder Glaubersalz und löst es in einem ¾ Liter warmen Wassers auf und trinkt dieses innerhalb von 15 Minuten aus. Stellen Sie für die nächsten Stunden sicher, dass Sie eine Toilette in der Nähe haben, denn es kommt nun zu mehreren durchfallähnlichen Stuhlgängen, die aber in der Regel kontrollierbar bleiben. Danach nehmen Sie jeden Morgen auf nüchternen Magen, am besten zusammen mit einem Basenpulver, für die gesamte Zeit des moderaten Fastens einen Teelöffel von dem Salz. Bitter- oder Glaubersalz sind allerdings keine alltäglichen Abführmittel. Dafür sind z.B. Flohsamenschalen besser geeignet. Das moderate Fasten sollte nur begonnen werden, wenn Sie sich körperlich fit fühlen. Sollten Sie gerade erst eine Infektion hinter sich gebracht haben oder sich sonst irgendwie unwohl fühlen, dann starten Sie damit bitte erst, wenn es Ihnen wieder gut geht. Wenn Sie unter Diabetes, Herz-Kreislauf- oder Schilddrüsenerkrankungen leiden, dann fragen Sie bitte vorher Ihren Arzt, bevor Sie mit dem moderaten Fasten beginnen.

Ernährungsplan

Morgens: Essen Sie eine „altbackene Semmel", d.h. Sie kaufen sich beim Bäcker ein Brötchen aus Auszugsmehl (Weizen oder Dinkel), welches Sie mindestens 2 Tage alt werden lassen, d.h. Sie essen es erst am 3. Tag nach dem Kauf. Dieses Brötchen schneiden Sie sich in Scheiben (wie bei einem Laib Brot) und beißen davon immer nur einen kleinen Bissen ab, den Sie etwa 30 Mal kauen und vor dem Herunterschlucken mit einem kleinen Schluck Milch, Reis-, Hafer- oder Sojadrink oder auch Getreidekaffee mit Milch verdünnen. Dieses dient dazu, wieder darauf zu achten und zu lernen, dass das Essen gut gekaut werden sollte, bevor es herunter geschluckt wird. Somit wird die Verdauung entlastet. Zwischenmahlzeiten gibt es nicht, da der Körper die Zeit zwischen den Mahlzeiten zum Entschlacken nutzen soll. Trinken Sie Kräutertee und heißes abgekochtes Wasser und lassen Sie bis zur nächsten Mahlzeit mindestens 4 Stunden, besser noch länger, Abstand.

Mittags: Zum Mittag gibt es eine pürierte Suppe, die Sie aus Kartoffeln, Möhren, Sellerie, Petersilienwurzel, Tomaten, Kohlrabi oder anderem frischen oder tiefgekühlten Gemüse zubereiten können. Verzichten Sie dabei auf Kohlgemüse und Zwiebeln, da dieses zu Blähungen führen kann. Sie dürfen die Suppe nach Ihrem Geschmack mit natürlichen Gewürzen würzen, Salz bitte nur, wenn überhaupt, sehr sparsam verwenden. Nach dem Kochen die Suppe pürieren und langsam kauend zu sich nehmen.

Zwischenmahlzeit: Im Laufe des Nachmittags dürfen Sie einen Teelöffel Honig, Ahornsirup oder Agavendicksaft zu sich nehmen. Der Körper verlangt in dieser Zeit oft nach etwas Süßem und damit können Sie etwas Abhilfe schaffen. Lassen Sie das Süße langsam in Ihrem Mund zergehen. Gönnen Sie sich danach noch eine Tasse Kräutertee.

Abends: Sie dürfen jetzt noch eine Tasse Gemüsebrühe (selbst gekocht und nur die Brühe ohne Gemüse oder als Bio-Fertigprodukt) langsam kauend zu sich nehmen. Alternativ können Sie auch einen Gemüsesaft langsam kauend trinken.

Trinken: Sie sollten den ganzen Tag über verteilt Minimum Ihre Mindesttrinkmenge zu sich nehmen, d.h. 30ml Flüssigkeit pro kg Körpergewicht in Form von Wasser und Kräutertee. Besser ist es in dieser Phase die tägliche Trinkmenge noch zu erhöhen, da der Körper sich jetzt in einer erhöhten Ausscheidungsphase befindet. Der Anteil an Kräutertee sollte höchstens 1/3 im Verhältnis zur

Trinkmenge des Wassers betragen, da das Wasser die gelösten Schlacken besser ausleiten kann als der Tee. Das Wasser sollte auf jeden Fall ohne Kohlensäure und mineralstoffarm sein, damit es seine Ausleitungsfunktion erfüllen kann. Optimal hierfür sind Quellwasser, stilles Mineralwasser oder auch Leitungswasser. Kochen Sie das Wasser am besten immer kurz ab, dann lässt es sich leichter trinken (ist dann weicher im Geschmack). Eine optimale Zeitdauer das moderate Fasten durchzuführen, sind zwischen 7 und 14 Tagen. Danach fangen Sie langsam an, Ihre konkreten und neuen Ernährungsgewohnheiten umzusetzen. Wenn Sie sich danach basenüberschüssig ernähren wollen, dann ist es empfehlenswert, die Ernährung noch ca. 14 Tage rein basisch zu gestalten, d.h. Sie ernähren sich nur von Obst, Gemüse, Kartoffeln, Salat, Trockenfrüchten und Nüssen (keine Erd- oder Haselnüsse).

1. Tag Frühstück: In der basischen Ernährung ist Obst, auf nüchternen Magen, der optimale Start in den Tag. Fangen Sie nach dem moderaten Fasten langsam damit an, indem Sie zum Frühstück einen Apfel, eine Birne oder eine Banane zu sich nehmen. Sollten Sie rohes Obst schlecht vertragen, dann können Sie dieses auch weich dünsten (als Kompott). Bleiben Sie anfangs bei einer Obstsorte, später können Sie auch zwei oder mehr Sorten zu sich nehmen. Achten Sie darauf, wie Sie es am besten vertragen! Brötchen werden nun nicht mehr zum Frühstück gegessen, da Getreide Säure bildend ist und das darin enthaltene Gluten den Darm verschlacken lässt. Als Alternative können Sie Breie aus glutenfreiem Getreide wie Hirse, Amarant oder Buchweizen zu sich nehmen. Verzichten Sie nun bis zum Mittagessen auf weitere Nahrung, trinken Sie stattdessen ausreichend!

Mittags: Das Mittagessen nehmen Sie optimaler Weise erst nach einer Pause von 5 Stunden zu sich. Dieses sollte dann in den ersten Tagen aus gekochtem Gemüse (nur eine Sorte) und Kartoffeln bestehen. Nach 3 Tagen können Sie auch das erste Mal wieder Rohkost zu sich nehmen in Form von einem kleinen Salat (zum Anfang nicht zu viele Sorten mischen). Diesen bitte gut kauen!

Zwischenmahlzeit: Nachmittags nehmen Sie wieder einen Teelöffel Honig, Ahornsirup oder Agavendicksaft zu sich, ab dem dritten Tag dürfen Sie dann auch eine Handvoll Trockenfrüchte mit oder ohne Nüsse essen.

Abends: Trinken Sie Gemüsebrühe, Gemüsesaft (in den ersten 2 Tagen), ansonsten essen Sie eine Gemüsesuppe oder Kartoffeln mit Gemüse.

Nach weiteren 14 Tagen fangen Sie jetzt langsam wieder an, die schwerer verdaulichen Säure bildenden Lebensmittel wie tierisches Eiweiß, Getreide und Hülsenfrüchte einzubauen, denn diese sollen in der basischen Ernährung nach Ihren Geschmack unter Berücksichtigung gewisser Mengen auch Ihren Platz haben. Beginnen Sie dann, an einem Tag entweder Getreide (Brot, Nudeln oder Reis) oder tierisches Eiweiß (Fleisch, Fisch, Eier, Käse) zu essen. Essen Sie zuerst nur kleine Portionen davon und am nächsten Tag ebenso. So können Sie gleich testen, wie Ihr Körper jetzt auf diese Nahrungsmittel reagiert. Wenn Sie angefangen haben, zuerst Eiweiß zu essen, dann probieren Sie an den nächsten beiden Tagen aus, wie Sie auf Getreide reagieren.

Je nach Verträglichkeit bauen Sie die dementsprechenden Lebensmittel nun in Ihren täglichen Speiseplan ein. Die optimale Zeit, solche schwerer verdaulichen Lebensmittel zu essen, ist mittags zwischen 12-16 Uhr. Essen Sie nach Möglichkeit nicht Getreide und tierisches Eiweiß in einer Mahlzeit. Mit ausreichend Basenspendern wie Kartoffeln, Gemüse und Salat kombiniert bleibt Ihr Körper, wenn er erst einmal richtig entschlackt wurde, auch langfristig im Säure-Basen-Gleich-Gewicht.

Das moderate Fasten können Sie 1-2 Mal im Jahr machen. Ideale Zeiten hierfür sind nach den Feiertagen und nach dem Urlaub, wenn dann eine Weile lang wieder überwiegend Säure bildende Nahrungsmittel und diese auch in üppigeren Mengen zu sich genommen worden. Für den normalen Alltag gilt: Stehen Feierlichkeiten an, dann schlemmen Sie nach Herzenslust! Lassen Sie dafür dann einmal die nächste Mahlzeit ausfallen und verfolgen dann wieder Ihr basenüberschüssiges Ernährungskonzept.

Essen Sie am Tag nach einer Feierlichkeit rein basisch, dann hat Ihr Körper Ihnen dieses auch schnell wieder verziehen. Wenn Sie sich im normalen Alltag ab und zu mal ein Stück Kuchen, Pizza oder was Sie sonst noch gerne essen gönnen, dann stellen Sie die nächste Mahlzeit nur aus Basen bildenden Nahrungsmitteln zusammen. Sie können auch einmal in der Woche einen basischen Entlastungstag einlegen und Ihrer Gesundheit damit langfristig einen sehr großen Dienst erweisen. Legen Sie diesen Tag am besten immer auf denselben Wochentag, dann stellt Ihr Körper sich schon nach einiger Zeit automatisch auf das Entschlacken ein. Essen Sie an diesem Tag nur 3 Mahlzeiten und diese sollten dann nur aus Obst, Gemüse, Kartoffeln und Salat bestehen.

Notfallplan bei Heißhungerattacken
Wenn Sie zwischen den Mahlzeiten der Heißhunger überfällt, dann deutet dies oft auch einen Nährstoffmangel hin. Wenn Sie über einen längeren Zeitraum dann basenüberschüssig gelebt haben, wird Ihr Körper besser mit Nährstoffen versorgt sein, und diese Symptomatik immer weniger bei Ihnen auftreten.

Für den Fall der Fälle gibt es folgende Hilfen:
-ein großes Glas heißes, abgekochtes Wasser trinken. Dem können Sie auch frischen in Scheiben geschnittenen Ingwer hinzufügen, welches zusätzlich noch antiviral wirkt und dem Wasser einen angenehmen Geschmack verleiht
-Kräutertee mit Süßholzwurzel, welcher besonders bei Heißhunger auf Süßes hilft
-bei Heißhunger auf Süßes greifen Sie anstatt zu Schokolade lieber zu basischen Süßigkeiten wie Trockenfrüchten. Bitte achten Sie unbedingt darauf, dass diese ungeschwefelt und nicht noch zusätzlich gezuckert sind, wie z.B. durch Glukosesirup und keine Konservierungsstoffe enthalten
-Nüsse (außer Erdnüsse), ganz besonders Mandeln, Cashew- oder Walnüsse, sind auch eine gute Nervennahrung, wenn es zwischen durch mal etwas sein muss. Diese dann bitte ungeröstet und ungesalzen
-bei Heißhunger auf eher herzhafte Sachen essen Sie so viel Kartoffeln, bis dieser gestillt ist oder auch mal ein hartgekochtes Ei oder sich einen Kartoffelsalat mit Ei und einer leichten Essig-Öl Marinade zubereiten.
-bis 16 Uhr dürfen Sie auch Obst und Rohkost in beliebiger Menge zwischendurch essen, wenn Ihr Appetit nach etwas verlangt. Nach 16 Uhr bitte nur noch Bananen, denn wer nach 16 Uhr noch Rohkost (rohes Obst, Gemüse und Salat) zu sich nimmt, läuft Gefahr, dass die Nahrung über Nacht unverdaut im Körper bleibt und vor sich hin gärt. Dies bildet Fuselalkohole und schädigt auf Dauer die Leber. Es kann auch dazu führen, dass Sie schlecht durchschlafen können.
-Autosuggestion (Selbsthypnose): Legen Sie Ihre Hand auf die Magengegend und sprechen Sie laut oder leise (aber so, dass sich

die Lippen noch bewegen und Sie es hören können) folgende Worte: Es geht weg, es geht weg, es geht weg..., etwa 25-30 Mal. Sollte sich Ihr Heißhunger bis dahin noch nicht gebessert haben, dann starten Sie noch einen weiteren Versuch. Wichtig bei dieser Übung ist, dass Sie daran glauben, dass sie funktioniert.

Helfer auf dem Weg zum persönlichen Idealgewicht

Abnehmen ist oft einfacher gesagt als getan. Wer dieses Thema von sich selbst her kennt und sich im immer wiederkehrenden Rhythmus damit beschäftigen muss, wie z.B. nach den Feiertagen, vor dem Urlaub, nach dem Urlaub ect., weil er für sich immer noch kein umsetzbares Ernährungskonzept gefunden hat, was auch dauerhaft funktioniert, der weiß wie viel Energie es kostet, sich jedes Mal dazu aufraffen zu müssen, um in die Gänge zu kommen. Die Wunderpille, die uns durch bloßes Einnehmen die überflüssigen Kilos an den richtigen Stellen einfach wegzaubert, wird es wahrscheinlich niemals geben, auch wenn wir in Zeitschriften oder in der Fernsehwerbung immer wieder auf solche Versprechen stoßen.

Wenn es so eine Pille wirklich geben würde, die diese Versprechungen erfüllen könnte, würden wir denn nicht alle von heute auf morgen davon erfahren und würde es dann überhaupt noch übergewichtige Menschen geben? Es gibt aber einige Nahrungsergänzungen, die eine stoffwechselentlastende Ernährung noch unterstützen kann und den Erfolg dabei optimieren und auch zeitlich ein wenig vorantreiben kann.

Die Grundvoraussetzung hierfür ist aber immer noch die Art von Ernährung, die den Stoffwechsel entlastet und ihm beim Entschlacken hilft und eine basenüberschüssige Ernährung leistet hierbei einen großen Dienst. Zusätzliche Unterstützung leistet hier in erster Linie ein gutes Basenpulver auf Basis von Citraten, das dem Körper hilft, schneller frei gewordene Säuren ausscheiden zu können (nicht bei Nierenerkrankungen).

Außerdem bewirken Bitterkräuter, die im Körper hoch basisch verstoffwechselt werden, den Körper noch mehr von innen zu reinigen und helfen dabei, dass die Nahrung noch besser verdaut wird. Dieses ist besonders hilfreich für diejenigen, die sich vor einer Ernährungsumstellung eher weniger von Obst und Gemüse ernährt haben und für die diese neue Art von Ernährung die Verdauung vor eine besondere Herausforderung stellen kann. Eine ausreichende Versorgung mit natürlichem Vitamin C (z.B. aus der Acai Beere oder der Acerola Kirsche) kann hier den Stoffwechsel auch noch zusätzlich unterstützen. Auch natürliche basisch wirkende Nahrungsergänzungen wie Spirulina, Gerstegras, Moringa oder ähnliches können den Körper, gerade in seiner Anfangsphase gut beim Entschlacken unterstützen.

Chronisch krank und übergewichtig - Wenn das Abnehmen eine besondere Herausforderung darstellt

Die wahren Ursachen für Übergewicht können bei jedem Menschen auch unterschiedliche Gründe haben, denn nicht immer ist es das übermäßige Essen, sondern eher eine Ernährung, die einem typgerechten Stoffwechsel nicht entspricht. Menschen, bei denen neben dem Übergewicht auch noch eine chronische Krankheit dazu kommt, haben es um ein Vielfaches schwerer, Gewicht zu verlieren, denn sie nehmen oft noch Medikamente, die den Stoffwechsel bremsen, wie z.B. Schmerzmittel, Cortison oder andere hormonell wirkende Mittel.

All diese Medikamente bringen den Körper in eine zusätzliche Übersäuerung und oft sind diese Menschen so verzweifelt, dass sie immer weniger essen und trotzdem immer dicker werden. Dies ist so zu erklären, dass dem Körper die richtigen Nährstoffe, in erster Linie Mineralien, Spurenelemente, aber auch Vitamine fehlen, damit der Körper die überschüssigen Säuren abbauen kann, und sich dann so letztendlich die Fettdepots entleeren können. Der richtige Weg ist hier: viel essen von den richtigen Nahrungsmitteln, d.h. Obst, Gemüse, Kartoffeln und Salat, also basenüberschüssig. Dazu im richtigen Verhältnis einige Säurebildner, die am besten aus tierischem Eiweiß bestehen, dass der Körper zum Erhalt seiner Substanz braucht.

Das ideale Verhältnis ist hier für die tägliche Ernährung: 75% Basen bildende Nahrungsmittel und 25% Säure bildende. So kann der Körper nach und nach die überschüssigen Säuren abbauen und in den meisten Fällen wird damit dann auch die bestehende

Erkrankung positiv beeinflusst. Aus der Praxis höre ich ganz oft, dass auf diese Art und Weise plötzlich auch jahrelang bestehende Gelenkschmerzen verschwunden sind oder auch Allergien sich erledigt haben und dies alles nur durch eine stoffwechselentlastende Ernährung!

In vielen Fällen ist es aber neben einer Ernährungsumstellung oft noch notwendig, das Ganze zeitweise durch bestimmte Nahrungsergänzungen zu unterstützen, da chronische Erkrankungen meist auch durch einen größeren Nährstoffmangel ausgelöst werden und manchmal nicht durch Nahrungsmittel allein ausgeglichen werden können. Lassen Sie sich da als chronisch Kranker auf jeden Fall von einer kompetenten Person in dieser Richtung beraten, wie z.B. von einem naturheilkundlich orientierten Arzt, Heilpraktiker oder Oecotrophologen. Achten Sie darauf, dass die Nahrungsergänzungen aus natürlichem Ursprung sind, denn dann haben sie die beste Bioverfügbarkeit, d.h., dass der Körper sie am besten verwerten kann.

Außerdem ist es als chronisch Kranker noch wichtiger, dass Sie Ihren Körper noch mit zusätzlichen Mitteln von innen her reinigen, aber so, dass es auf sanfte Art und Weise passiert, denn sonst kann es bei Ihnen zu starken Entgiftungsreaktionen und zwischenzeitlichen größeren Heilkrisen kommen, welches bedeutet, dass Ihr Körper plötzlich sehr stark entgiftet und es Ihnen dabei sehr schlecht geht, obwohl Sie jetzt doch so viel dafür tun, damit es Ihnen besser geht. Aber daran erkennen Sie, was Ihr Körper alles an Säuren festgehalten hat und wie es so zu Ihrer eigentlichen Erkrankung kommen konnte.

Informieren Sie sich auch, ob es bei Ihnen sinnvoll ist, ebenso eine Darmreinigung und Darmsanierung zu machen, denn die Ursache vieler Erkrankungen liegt auch in einem verschlackten Darm, der die Nährstoffe aus der Nahrung gar nicht mehr aufnehmen und verwerten kann. Gerade auch, wenn Sie Medikamente nehmen, die hormonell wirken, so schädigen diese auch immer die Darmflora und machen eine Sanierung, d.h. eine erneute Besiedelung dieser mit den guten probiotischen Darmbakterien, erforderlich.

Sport, Diät und trotzdem Cellulitis?

Sie treiben regelmäßig Sport, ernähren sich ausgewogen, achten auf ihre tägliche Kalorienbilanz und haben auch Normal- oder sogar Idealgewicht, aber trotz alledem diese unschönen Dellen an Po, Oberschenkeln, Hüfte, Bauch oder Oberarmen. Einfach ärgerlich! Sie haben vielleicht auch schon einige kosmetische Spezialprodukte versucht und mussten wahrscheinlich auch hierbei feststellen, dass sie ihr Versprechen nicht halten konnten, Ihre Orangenhaut zum Verschwinden zu bringen.

Cellulitis ist ein leidiges Thema für fast jede Frau und ist auch schon bei sehr jungen und schlanken Frauen zu beobachten. Auch wenn Paparazzi einmal Topmodells im alltäglichen Leben ablichten, wird auf den Fotos oft sichtbar, dass auch diese sogenannten »Traumfrauen« unter diesem Problem zu leiden scheinen. Einerseits ist dies beruhigend für uns »Normalfrauen«, anderseits löst es unsere Problemzonen nicht auf. Dabei ist Besserung in Sicht, wenn wir uns das Problem einmal aus der Perspektive des Säure-Basen-Haushaltes anschauen.

Wenn unser Körper sich in einem Status der Übersäuerung befindet, dann braucht er Kapazitäten, um die überschüssigen Säuren im Körper organschonend parken zu können, wobei er sie aber eigentlich so schnell wie möglich wieder ausscheiden will, wozu er aber genügend Mineralien wie Kalzium, Kalium, Magnesium, Silizium, Schwefel, Phosphor ect. braucht, um sie im Körper zu neutralisieren, damit sie gefahrenlos über die Nieren ausgeschieden werden können.

Wenn diese notwendigen Mineralien, die idealerweise über die tägliche Ernährung zu sich genommen werden, aber fehlen, muss der Körper die Säuren erst einmal einlagern und dieses tut er dann im Bindegewebe. Da wir Frauen im Gegensatz zu den Männern von der Struktur her ein eher lockeres Bindegewebe haben, werden die gespeicherten Säuren als Dellen sichtbar, wobei sich diese bei den Männern dann »gerechterweise« im Bauchbereich anlagern. Um der Cellulitis also nun den Kampf ansagen zu können, sollte der erste Schritt dann logischerweise wohl sein, darauf zu achten, dass der Körper stets mit ausreichend Mineralien versorgt ist, sodass sich erst gar keine neuen Säuren anlagern können und der Körper sich auch nach und nach der bereits angelagerten entledigen kann und so lösen sich dann letztendlich auch die

Verschlackungen (eingelagerte Säuren) aus dem Bindegewebe.

Wenn Sie nun jemand sind, der sehr aktiv Sport treibt, dann können gerade auch durch diese schweißtreibenden und kraftzehrenden Aktionen dem Körper zusätzlich noch Mineralien entzogen werden, denn bei erhöhter Muskelaktivität setzt der Körper Laktat (Milchsäure aus der Muskulatur) frei und verliert über den Schweiß noch zusätzlich Mineralien, die dann eine weitere Übersäuerung für den Körper bringen. Wenn Sie zudem noch sehr eiweißreich essen, ohne genügend Basen bildende Nahrungsmittel zum Ausgleich, so hat der Körper erneut wieder einen Säureüberschuss. Wichtig ist es in dieser Situation, neben einer basenüberschüssigen Ernährung den Körper noch mit zusätzlichen Mineralstoffpräparaten zu unterstützen, wie z.B. einem Basenpulver auf Citratbasis. Ein besonderes Augenmerk sollte Sie zudem noch auf Ihre Verdauung haben, denn die muss täglich stattfinden! Aus der Praxis kenne ich das Problem, dass bei einigen Menschen eine geregelte Verdauung nicht funktioniert, weil sie sich zu fettarm ernähren. Dies ist gerade auch bei eher schlanken Menschen vom Konstitutionstypen Astheniker der Fall, die eine gewisse Menge an Fett brauchen, um Nahrung verdauen und Nährstoffe daraus verwerten zu können. Wenn bei Ihnen Verdauung nicht täglich stattfindet, so verbleiben die Nahrungsreste zu lange im Körper, fangen an zu gären und bilden so erneut Säuren.

Wenn Sie jetzt alle Aspekte berücksichtigt haben, wie Sie Ihren Körper von innen basisch machen, so können Sie das Ganze noch von außen mit basischer Körperpflege unterstützen, um so verstärkt Säuren über die Haut auszuleiten. Reinigen Sie Ihre Haut basisch mit Kern- oder Pflanzenölseife, nehmen Sie 1-2 basische Vollbäder pro Woche und machen regelmäßig basische Anwendungen (siehe Kapitel »Basische Körperpflege«). Sehr wirkungsvoll sind hierbei auch Schröpfmassagen, die die eingelagerten Schlacken durch Erzeugung von Unterdruck lösen und ausleiten (siehe Kapitel Schlackenlösung durch Schröpfmassage).

Auf natürliche Art an den richtigen Stellen abnehmen - Wie Ihnen basische Körperpflege dabei helfen kann

Neben einer basenüberschüssigen Ernährung gibt es noch einige natürliche Helfer auf dem Weg zu Ihrem persönlichen Idealgewicht und einem wohlproportionierten Körper, nämlich die basische Körperpflege. Bis etwa 1950 war unsere Körperpflege fast ausschließlich basisch, denn bis dahin haben wir unsere Haut ausschließlich mit Kernseife gereinigt, denn es gab auch nicht viel anderes und das war eigentlich auch gut so, denn Kernseife hat einen basischen ph-Wert von etwa 9 und sorgt dafür, dass die Haut gründlich gereinigt wird, aber ihre natürliche Rückfettungsfunktion beibehält, sodass ein anschließendes Eincremen nicht mehr notwendig ist.

Ein weiterer positiver Effekt ist, dass die Haut weiterhin in der Lage ist, überschüssige Säuren aus dem Körper über die Haut ausleiten zu können und den Körper so enorm zu entlasten. Im zweiten Weltkrieg allerdings kam man auf die Idee, bei jungen Soldaten die Ausscheidungen auf der Hautoberfläche zu messen und kam dabei auf einen ph-Wert von 5,5, welcher dann als Säureschutzmantel definiert wurde, wobei es sich lediglich um deren saure Körperausscheidungen handelte.

Irgendwann in den 50er Jahren kam dann ein geschäftstüchtiger Bonner Dermatologe auf die Idee, nach dem er einen Akne Patienten »erfolgreich« mit einem sauren Reinigungsmittel therapiert hatte, diesen sauren ph-Wert in Kosmetikprodukten zu vermarkten und mit der Zeit sprangen immer mehr Kosmetikhersteller auf diesen Zug mit auf und somit wurde die basische Kernseife als Hautreinigungsmittel vom Markt verdrängt. Dies hatte einen fatalen Nebeneffekt für die Gesundheit, denn mit der sauren Körperpflege bestand nun nicht mehr die Möglichkeit, die Haut als Ausscheidungsorgan (auch als dritte Niere bezeichnet) zu nutzen, um überschüssige Säuren aus dem Körper ausleiten zu können, denn dies ist nur möglich, wenn die Haut mit Mitteln gereinigt wird, die einen ph-Wert von über 7 haben.

Aber wie können Ihnen Kernseife, reine Pflanzenölseife und auch andere basische Körperpflegeprodukte nun beim Abnehmen helfen? Wenn Sie anfangen, Ihre Ernährung auf basenüberschüssig umzustellen, dann fängt Ihr Körper an, die im Körper (vorwiegend in den Fettzellen und im Bindegewebe) geparkten Säuren loszulassen und will diese nun verstärkt ausscheiden. Dafür gibt es verschiedene Wege, und zwar:1. über die Nieren (Urin), 2. über den Darm (Stuhlgang), 3. über die Lunge (Atem) und 4. über die Haut (Schweiß).

Wenn Sie Ihre Haut mit Kernseife oder basischem Duschgel gereinigt und sie danach nicht mit sauren Cremes oder Körperlotionen eingecremt haben, so kann sie nun verstärkt Säuren aus dem Körperinneren über die Hautoberfläche ausleiten, was man dann auch in der ersten Zeit an dem oft auch übel riechenden Körpergeruch erkennt. Durch die gründliche Reinigung quillt die Hautoberfläche auf, und so können dann die Säuren vom Bindegewebe in die Unterhaut wandern und von dort über die Oberhaut den Körper verlassen. Desto mehr frei gewordene Säuren aus dem Körper ausgeleitet werden können, umso schneller können sich dann die Fettpolster entleeren und die freigesetzten Fettsäuren loslassen, also Abnehmen über die Haut!

Wenn Sie dann noch das Bedürfnis haben sollten, sich eincremen, dann tun Sie dies bitte mit basischen Cremes oder Lotionen oder einem pflanzlichen Körperöl.

Eine sehr effektive Methode beim Abnehmen ist auch das basische Baden, was man auch als Badeosmose bezeichnet, denn durch den unterschiedlichen ph-Wert von Hautoberfläche und Badewasser entsteht ein osmotischer Druck, der die Säuren aus dem Körper vom Bindegewebe in die Unterhaut leitet und dann von der Oberhaut ins Badewasser zieht. Dem Badewasser (ca.38 Grad, nicht mehr) fügen Sie so viel basisches Badesalz (aus der Drogerie, Reformhaus, Apotheke) hinzu, bis es einen ph-Wert von ca. 8,5 hat. Dies können Sie mit Indikatorstäbchen aus der Apotheke kontrollieren.

Die Badedauer sollte mindestens 1 Stunde betragen, da der Körper erst nach ca. 45 Minuten anfängt, Säuren auszuscheiden. Wenn Sie es aushalten, dann lassen Sie während der gesamten Badedauer kein warmes Wasser nachlaufen, denn bei absinkender Temperatur kann der Körper noch mehr Säuren loslassen. Für das basische Baden können Sie auch Natriumhydrogencarbonat (z.B. Kaisernatron) verwenden, denn es ist meistens ein Bestandteil des Badesalzes. Dafür benötigen Sie für ein Vollbad ca. 250g.

Abbürstungen während des basischen Badens

Um die Haut während des basischen Badens dazu zu bringen, noch einiges mehr an Säuren auszuscheiden, können Sie Ihren Körper mit einer Badebürste (am besten aus Holz und mit Naturborsten) mehrmals (alle 15-20 Minuten) abbürsten. Dies tun Sie mit bis zu 5, nicht zu kräftigen Bürstenstrichen in Richtung der jeweils am nächsten gelegenen »Körperabflüsse«, die Stellen, an denen der Körper seine Ausleitungszonen hat. Dies sind einmal die Fußsohlen, die Handflächen, die Leisten und die Achseln.

Beginnen Sie folgendermaßen:
1. Den Fußrücken zu den Zehen bürsten, anschließend die Fußsohlen.
2. Dann von den Unterschenkeln zu den Knöcheln bürsten, die Knie und Kniekehlen in kreisenden Bewegungen abbürsten.
3. Dann die Oberschenkel zu den Leisten bürsten, dann das Bein wechseln. Rechts beginnen. Als nächstes die Unterarme bis zu den Fingern hin bürsten, die Oberarme zu den Achseln. Auch hier rechts beginnen, dann wechseln.
4. Den oberen Rücken, Schultern und Nacken in Richtung Achseln bürsten.
5. Die Brust wird innen beginnend kreisend in Richtung der Achseln gebürstet, die Brustwarzen werden dabei ausgespart.
6. Der untere Rücken wird von der Wirbelsäule entlang nach außen gebürstet, der Bauch im Uhrzeigersinn entlang des Dickdarmverlaufes.
7. Die Pobacken kreisförmig im Uhrzeigersinn bürsten.

Zum Schluss können Sie noch die Leber entlang des rechten untersten Rippenbogens von innen nach außen bürsten.

Weitere Möglichkeiten basischer Anwendungen mit basischem Badesalz oder Natriumhydrogencarbonat zur Entschlackung und Körperformung:

Basenpolster: Nach dem Duschen (idealerweise mit basischer Seife oder basischem Duschgel) reiben Sie Ihren Körper mit einem nassen Waschlappen, den Sie vorher in eine Lösung aus basischem Badesalz (auf 1 Liter warmes Wasser 1 TL basisches Badesalz auflösen) gelegt haben, ab. Danach die Flüssigkeit am Körper antrocknen lassen. So besteht die Möglichkeit, über die auf der Haut noch verbleibenden Mineralien weiter zu entsäuern. Bitte täglich, bzw. nach jedem Duschen anwenden und sich danach nicht eincremen, außer mit basischen Pflegeprodukten oder pflanzlichem Körperöl.

Basisches Fußbad: Auf 10 Liter Wasser (ca. 38 Grad) lösen 1 EL basisches Badesalz oder 3 TL Natriumhydrogencarbonat auf und baden Ihre Füße 15-60 Minuten darin.

Basische Socken: Ein Paar Socken aus möglichst hohem Baumwollanteil in basischer Lauge ca. 5 Minuten einweichen, auswringen und anziehen. Ziehen Sie ein Paar dickere Socken darüber und decken sich dann zu. Sie können damit auch schlafen, denn am nächsten Morgen sind die Socken trocken. Hilft gut bei kalten Füßen, Hornhaut und hat eine Entgiftungswirkung ähnlich wie die mit Essig und Kräutern gefüllten Detox-Pflaster.

Cellulite Wickel: Bei Cellulitis besorgen Sie sich aus der Apotheke elastische Binden mit kurzem Zug. Diese tränken Sie mit der Lauge und wickeln sie dann ab den Füßen bis zur Hüfte straff um den Körper herum. Wickeln Sie sich dann in ein trockenes Handtuch ein, decken sich zu und verweilen so für 1-2 Stunden. Zur zusätzlichen Entgiftung können Sie sich noch eine Wärmflasche auf die Lebergegend legen.

Schlackenlösung durch Schröpfmassage

Zur Behandlung hartnäckiger Problemzonen, z.B. an Oberschenkeln, Po, Bauch und Oberarmen ist eine Schröpfmassage mit einem Saugglockenmassagegerät (z.B.von Vaculift) eine gute Hilfe. Das Schröpfen ist ein seit Jahrtausenden bewährtes Naturheilverfahren, das seinen Ursprung in der traditionellen chinesischen Medizin und im Ayurveda hat und bis heute immer noch sehr erfolgreich in der Naturheilkunde angewandt wird.

Es handelt sich hierbei um eine ganzheitliche Behandlungsmethode, die die körpereigenen Selbstheilungskräfte anregt, indem durch das Aufsetzen von erwärmten Schröpfgläsern ein Vakuum auf der Haut erzeugt wird, um so die krankmachenden Gifte aus dem Körper auszuleiten, die sich dann in den Gläsern sammeln. Mit der Schröpfmassage hat man eine effektive und kostengünstige Methode, um sich zu Hause auch selbst zu entgiften, bzw. entschlacken zu können.

Anwendung: Die Haut wird dazu vor der Massage mit einem reichhaltigen Körperöl, wie z.B. Oliven-, Avocdo-, Sanddorn- oder Rizinusöl eingerieben und die Saugglocke dann auf der zu behandelnden Stelle angesetzt, um so mit dem sich am Gerät befindenden Saugball ein Vakuum zu erzeugen, dass dann die Haut in die Glocke zieht. Mit dem Massagegerät wird nun kreisförmig massiert, bis die Haut rosig wird, bzw. sich leicht rötet. Danach wird an einer anderen Stelle weiter massiert, denn wenn Sie zu lange auf derselben Stelle massieren, besteht die Gefahr, dass sich dort ein Hämatom bildet. Die Haut wird durch die Schröpfmassage besser durchblutet und mit Sauerstoff angereichert, der Lymphfluss wird angeregt und somit können Schlacken mobilisiert und abtransportiert werden, was Sie dadurch spüren werden, dass Sie nach der Anwendung häufiger zur Toilette müssen. Idealerweise machen Sie die Schröpfmassage 3 Mal wöchentlich, können sie aber auch täglich anwenden, nachdem die Haut sich erst einmal daran gewöhnt hat. Diese Art von Massage ist auch sehr hilfreich bei Verspannungen im Rücken-, Schulter- und Nackenbereich.

Die Schröpfmassage ist nicht geeignet für Schwangere, Menschen mit Nierenleiden und Blutgerinnungsstörungen. Wenn Sie unter Herz-Kreislauferkrankungen leiden, sollten Sie erst sehr vorsichtig mit der Massage beginnen. Es sollte nicht auf frischen Narben (erst nach 6 Wochen) und offenen Wunden massiert werden.

Wie Ihnen eine basenüberschüssige Ernährung auch bei Untergewicht hilft, an den richtigen Stellen zuzunehmen

Nicht nur übergewichtige Menschen sind unzufrieden mit ihrer Figur, sondern auch Menschen mit Untergewicht möchten dies gern verändern und haben es dabei in der Regel viel schwieriger zuzunehmen, als Übergewichtige abzunehmen. Das Problem bei vielen Menschen mit Untergewicht ist es einmal überhaupt zunehmen zu können und des Weiteren dies auch noch an den richtigen Stellen, denn bei den meisten setzen sich die dann vermehrt zu sich genommen Kalorien oft nur an einer Stelle an, wie z.B. im Bauchbereich und an den Hüften, wobei dann die anderen Körperpartien mager bleiben und sich somit die Proportionen ungünstig verschieben.

Aber auch hier kann eine basenüberschüssige Ernährung Abhilfe schaffen, denn eine Gewichtzunahme findet dann gleichmäßig statt und nicht so wie bei wahllos zu sich genommenen Nahrungsmitteln, die überwiegend Säuren hinterlassen, die sich dann letztendlich an den Problemzonen sammeln. Wenn Sie auch jemand sind, der ein Leben lang schon immer sehr schlank war, dann gehören sie wahrscheinlich dem Konstitutionstypen Astheniker an, der von Natur aus einen feingliedrigen Körperbau hat und für den ein niedrigeres Körpergewicht gesundheitlich auch vollkommen in Ordnung ist. Vielleicht sind Sie auch ein Mischtyp aus Astheniker und Athletiker und haben dazu auch noch eine stärker ausgeprägte Muskulatur, die dann durch den niedrigeren Körperfettanteil auch noch besonders hervortreten und Sie somit hager und sehnig aussehen lassen. Wenn Sie Ihr athletisches Naturell ausleben, dann ist Ihr Leben auch von viel Bewegung geprägt und Kalorien haben es bei Ihnen somit schwer, ansetzen zu können. Damit Sie aber insgesamt frischer, weniger mager und gesünder wirken, und vielleicht auch einige dabei Kilos zunehmen (viel werden es vermutlich nicht werden, da Ihnen dies einfach nicht in die Wiege gelegt wurde), sollten Sie sich basenüberschüssig ernähren und verstärkt gute Fette in die Ernährung mit einbauen, die sowohl aus gesättigten (Butter, Sahne, Kokosöl), als auch aus einfach (Olivenöl) und mehrfach ungesättigten Fettsäuren (z.B. Leinöl, Kürbiskernöl, Walnussöl) bestehen.

Der Anteil an gesättigten Fettsäuren darf bis zu 50% betragen, da Sie diese brauchen, um die Nahrung besser verdauen zu können und damit im Darm die Nährstoffe daraus besser verwertet werden können. Ungesättigte Fettsäuren haben die Eigenschaft, den Darm eher auszutrocknen, was die Nährstoffaufnahme erschwert, während er durch gesättigte Fettsäuren geschmeidig gehalten wird, was eine Nährstoffaufnahme fördert. Geben Sie morgens an Ihren Frühstücksbrei schon Sahne oder z.B. Leinöl mit dazu, bei Gemüse etwas Butter und bei Salaten verwenden Sie kalt gepresste Öle und essen idealerweise immer noch eine Portion tierisches Eiweiß (Käse, Fisch, Eier, Schinken ect.) mit dazu, denn durch die gesättigten Fettsäuren kann der Körper die Mineralien aus der Rohkost noch besser verwerten.

Leben Sie sehr bewegungsintensiv, brauchen Sie verstärkt Energielieferanten aus komplexen Kohlenhydraten wie z.B. Trockenfrüchten, Bananen, anderen süßen Obstsorten oder auch aus glutenfreien Getreidesorten wie Hirse, Amarant, Buchweizen, Quinoa oder aus dem glutenarmen Dinkel. Wenn Sie Sport im leistungsorientierten Bereich treiben, dann erhöht sich zudem auch Ihr Eiweißbedarf. Essen Sie über den Tag verteilt 5 Mahlzeiten (3 Hauptmahlzeiten, 2 Zwischenmahlzeiten), um nicht in die Fettverbrennung zu kommen; vermeiden Sie es aber sich zwischendurch immer wieder einfach etwas in den Mund zu stecken, denn dies belastet die Verdauung enorm, denn sie möchte zwischendurch einmal die Möglichkeit haben, ungestört arbeiten zu können. Lassen Sie zwischen den Haupt- und Zwischenmahlzeiten immer etwa 2 Stunden Zeit, damit ein Teil der Nahrung von der vorherigen Mahlzeit schon verdaut werden konnte.

Wenn Sie morgens z.B. Probleme haben, eine Zwischenmahlzeit verdauen zu können, dann ist dies nicht ungewöhnlich, sondern typisch für Ihren Konstitutionstypen und Sie lassen diese weg und versuchen die Zeit zwischen Frühstück und Mittagessen nicht zu lang werden zu lassen (ideal bis zu 4 Stunden). Genießen Sie aber dann Ihren Nachmittagssnack (darf auch mal Kuchen oder etwas anderes nicht basisches sein) und eine leicht verdauliche Abendmahlzeit.

Die Urinmessung- Wie übersäuert sind Sie?

Mit der Urinmessung haben Sie zu Hause selbst die Möglichkeit zu kontrollieren, wie sehr Sie übersäuert sind, denn dazu benötigen Sie lediglich Indikatorstäbchen (erhältlich in der Apotheke). Dieses Indikatorstäbchen halten Sie dann nur kurz in den in einem Becher aufgefangen Urin (aus dem Mittelstrahl) und können nun auf der ph-Wert Messskala ablesen, ob sich Ihr Urin im sauren, neutralen oder basischem Bereich befindet. Der ph-Wert zeigt an, wie viel Säuren über die Nieren ausgeschieden wurden.

Messwerte bis ph 6,9 befinden sich im sauren Bereich, der ph-Wert von 7 ist neutral; alles, was über einem ph-Wert von 7 ist, geht in den basischen Bereich über.

Bevor Sie mit der Messung beginnen, beachten Sie bitte folgendes:
-Essen Sie an den Tagen, an denen Sie Ihren Urin messen nur 3 Mahlzeiten.
-Nehmen Sie an diesen Tagen keine Basenpräparate ein und auch kein Vitamin C in Form von Ascorbinsäure, da dieses die Messwerte beeinflusst.

Um ein sehr aussagekräftiges Messergebnis zu erhalten, gehen Sie bei der Messung bitte wie folgt vor:
-Messen Sie fünf Mal am Tag Ihren Urin.
-Beginnen Sie mit der ersten Messung morgens vor dem Frühstück. Dieser Messwert sollte sich im leicht sauren ph-Wert Bereich befinden (bis etwa 6,2). Dies ist physiologisch so erklärbar, weil die Leber sich noch in der Entgiftungsphase befindet und so verstärkt Säuren ausscheidet.
-Die zweite Messung machen Sie ca. eine Stunde nach dem Frühstück. Der Messwert sollte sich etwa im neutralen Bereich befinden.
-Die dritte Messung machen Sie kurz vor dem Mittagessen. Dieser Wert darf sich wieder im sauren Bereich befinden.
-Die vierte Messung führen Sie dann bitte ca. eine Stunde nach dem Essen durch. Dieser Wert sollte sich dann im basischen Bereich befinden. Ab dieser Zeit sollten die Messwerte dann im basischen Bereich bleiben, ebenso wie die der 5. Messung kurz vor dem Schlafengehen.

Wenn sich Ihre Messwerte in diesen Bereichen befinden, dann ist bei Ihnen alles in Ordnung, bzw. Sie sind dann nur leicht übersäuert. Wenn die 4. und 5. Messung sich im sauren Bereich befinden und sich auch die 2. Messung in den sauren Bereich verschiebt, dann ist dies ein klares Zeichen für eine Übersäuerung.

Sollte sich Ihr Morgenurin bereits im basischen Bereich befinden und nach Aceton riechen, so lassen Sie dies bitte ärztlich abklären!

Speicheltest

Eine weitere Möglichkeit selbst zu testen, ob eine Übersäuerung vorliegt, ist der Speicheltest. Benetzen Sie dazu ein Indikatorstäbchen vor einer Mahlzeit mit Ihrem Speichel und lesen den Wert auf der Messskala ab. Er sollte im Idealfall im leicht sauren Bereich von ca.6,8 liegen. Sollte der Wert unter 6,4 liegen, dann ist dies ein klares Zeichen für eine Übersäuerung.

Dieser Test stellt allerdings eine nicht so aussagekräftige Bewertung wie der Urintest dar.

Die Darmreinigung und Sanierung

Wenn Sie Ihre Ernährung umstellen möchten, so ist eine Darmreinigung mit Flohsamenschalen eine gute Unterstützung dabei, gerade wenn Sie vorher eher wenig Rohkost in Form von frischem Obst, Gemüse und Salat gegessen haben, so kann es Ihren Darm anfangs überfordern, diese für ihn neuartige Ernährungsweise zu verdauen. Dies liegt auch oft daran, dass der Darm durch zu stark Säure bildende Nahrung wie tierisches Eiweiß und konzentrierte Kohlenhydrate (Getreide) verschlackt ist. Gerade das im Getreide enthaltene Gluten (Eiweißkleber des Getreides) kann die Darmzotten verschlacken lassen und somit eine Nährstoffaufnahme erschweren.

Flohsamenschalen haben die Eigenschaft den Darm von alten Schlacken befreien zu können, welches auch das Hungergefühl bremst, und die Verdauung anzuregen. Um Ihnen und Ihrer Verdauung die Ernährungsumstellung zu erleichtern, nehmen Sie bitte jeden Morgen 2 Teelöffel Flohsamenschalen zu sich. Sie können diese in Flüssigkeit einrühren und trinken oder mit Getreidebrei (glutenfrei) zu sich nehmen.

Sie sollten, wenn Sie sonst noch Medikamente einnehmen, zwischen der Einnahme ca. eine halbe Stunde Zeit lassen, da durch die Schleim bildende Eigenschaft des Flohsamens die Wirkung von Medikamenten beeinträchtigt werden kann. Flohsamenschalen quellen im Darm stark auf und führen so zu einer Volumenzunahme des Darminhalts, wodurch ein erhöhter Füllungsdruck entsteht und es zu einem zügigen Weitertransport des Stuhls kommt.

Flohsamenschalen helfen bei Verstopfung und Darmträgheit dadurch, dass sie durch ihre Schleimbildung den Darminhalt gleitfähiger machen; sie sind aber genauso wirkungsvoll bei Durchfall, indem sie die überschüssige Flüssigkeit aufsaugen und die Gifte der Bakterien aufnehmen und sie unwirksam machen. Sie haben damit eine ähnliche Wirkung wie Kohletabletten. Während Sie die Flohsamenschalen einnehmen, sollten Sie über den Tag hinweg verteilt viel trinken.

Um den Darm noch zusätzlich zu sanieren, nehmen Sie außerdem noch Inulin und Lacto Bifidokulturen (Kulturen aus Milchsäurebakterien) zu sich, damit sich die Darmflora während der Reinigung wieder aufbauen kann. Dies ist immer besonders dann notwendig, wenn eine Antibiotikaeinnahme erfolgt ist, da Antibiotika, neben den krankmachenden Bakterien im Körper auch die guten Darmbakterien zerstören. Inulin, ein Ballaststoff aus der Zichorienwurzel, ist ein sogenanntes Präbiotikum, d.h. es bereitet den Darm darauf vor, dass sich die guten probiotischen Milchsäurebakterien, wie sie auch in Milchprodukten enthalten sind, in der Darmschleimhaut wieder ansiedeln können.

Achten Sie darauf, dass Sie täglich Stuhlgang haben, denn Sie essen ja auch jeden Tag und deshalb sollte sich der Darm auch täglich entleeren, da der Körper sonst durch die zu lange im ihm verbleibenden Nahrungsreste anfängt sich selbst zu vergiften. Damit wird der Grundstein für viele chronische Erkrankungen gelegt.

Eine weitere sehr hilfreiche Unterstützung, um die Verdauung zu unterstützen, sind Bitterstoffe, denn sie regen die Produktion der Verdauungssäfte an und wirken basisch. Sie können diese in Form von einem Schwedenbitter (selbstangesetzte Schwedenkräuter) zu sich nehmen oder sich eine Fertigmischung Bittertropfen (z.B. Bitterstern) aus der Apotheke besorgen und diese jeweils eine ½ Stunde vor dem Essen in etwas warmen Wasser einnehmen.

Einnahme während einer Kur

Tag 1-10: Je 2 Teelöffel Flohsamenschalen morgens und abends in Wasser, Saft oder Tee einnehmen oder ins Essen untermischen und dazu morgens 1 Teelöffel Inulin einnehmen, ebenfalls in Flüssigkeit oder mit zum Essen geben.

Ab dem 11. Tag: Nehmen Sie morgens dann noch zusätzlich eine Kapsel Milchsäurebakterien und abends noch einen weiteren Teelöffel Inulin. Die Milchsäurebakterien sollten mindestens über einen Zeitraum von 2 Monaten eingenommen werden, bei spezifischen Darmbeschwerden auch 3 Monate lang. Inulin und Flohsamenschalen können Sie auch dauerhaft einnehmen. Inulin und Milchsäurebakterien erhalten Sie im Reformhaus oder Apotheke, die Flohsamenschalen, hier bitte reine Flohsamenschalen kaufen ohne weitere Zusätze, bekommen Sie in der Apotheke oder Drogerie.

Wenn Essen hungrig macht -
Der Teufelskreis der schlechten Kohlenhydrate

Haben Sie auch schon einmal das Gefühl gehabt, dass Sie nach einer Mahlzeit hungriger waren als zuvor? Kennen Sie auch die Situation, dass Sie irgendwie überhaupt nicht mehr richtig satt werden oder aber schon nach kurzer Zeit wieder Hunger verspüren, obwohl Sie doch eigentlich eine ordentliche Mahlzeit gehabt haben?

Wenn Ihnen etwas von diesem bekannt vorkommt, dann überlegen Sie doch einmal, was Sie denn vorher gegessen haben, wonach Sie dann ziemlich schnell wieder Hunger bekommen haben. Die Wahrscheinlichkeit ist ziemlich groß, dass es sich hierbei um Kohlenhydrate handelt, die den Blutzuckerspiegel sehr schnell ansteigen und genauso schnell wieder abfallen lassen, sodass der nächste Heißhunger oft nicht weit ist.

Bei diesen Kohlenhydraten handelt es sich um sogenannte Einfachzucker, die nur für einen kurzen Sättigungseffekt sorgen und dann schnell wieder Hunger auf mehr machen und oft fängt es schon zum Frühstück damit an. Brot oder Brötchen aus Weißmehl mit Marmelade oder Nussnugatcreme oder gezuckerte Cerealien halten meist nicht lange satt und machen schnell wieder Hunger auf weitere schlechte Kohlenhydrate. Oft hat man das Gefühl, dass man überhaupt nicht mehr richtig satt wird oder auch dass man nach solch einer Mahlzeit noch mehr Hunger hat als vorher. Es beginnt somit ein wahrer Teufelskreis, aus dem es nur den Ausweg geben kann, dass man die Art der Kohlenhydrate, die man zu sich nimmt, ändert, und zwar von den einfachen zu den komplexen wechselt!

Beginnen Sie also Ihren Tag doch einmal mit einem Obstfrühstück, denn der Fruchtzucker aus reifem, süßen Obst enthält nur komplexe Kohlenhydrate, bei denen auch kein Insulin benötigt wird, um in die Körperzellen zu gelangen und dort Energie freizusetzen. Sie lassen den Blutzuckerspiegel nur langsam ansteigen und wieder abfallen, was zu einer längeren Sättigung führt. Eine gute Alternative zu stark gezuckerten Cerealien oder einem glutenhaltigen Müsli aus Haferflocken sind z.B. glutenfreie Getreidebreie aus Hirse, Buchweizen und Amarant. Eine schokoladige Variante davon, bei der Sie auch noch abnehmen können, finden Sie im Kapitel »Rezepte«.

Es mag für Sie vielleicht ungewöhnlich klingen, aber Sie werden sehr schnell merken, dass Sie von dieser Art von Frühstück sehr viel länger satt sind und auch mit mehr Energie in den Tag starten, als mit den üblichen Frühstücksvariationen aus den einfachen und Säure bildenden Kohlenhydraten. Bevorzugen Sie zum Mittag oder Abendessen Kartoffeln, anstatt Nudeln oder Reis, denn Kartoffeln sind Basen bildend und bieten viele verschiedene Möglichkeiten für leckere Gerichte (Aufläufe, Rösti, Bratkartoffeln, Pommes aus dem Backofen), bei denen Sie abnehmen, ohne verzichten zu müssen. Bei Nudeln oder Reis sollten Sie den Varianten aus Vollkorn den Vorzug geben, denn damit nehmen Sie Kohlenhydrate in der komplexen Form zu sich, die Sie länger satt machen.

Wenn Sie erst einmal richtig entsäuert sind und alle 4-5 Tage mal wieder Appetit auf Säure bildende Nahrungsmittel haben, und dann vielleicht auch mal zu Weißbrot, Süßigkeiten oder anderen nicht basischen Leckereien greifen, dann machen Sie sich deshalb kein schlechtes Gewissen! Solche kleinen Ausrutscher können sogar bewirken, dass sich Ihr Gewicht auch weiterhin kontinuierlich nach unten bewegt, denn dadurch wird die Produktion des körpereigenen Hormons Leptin stimuliert, welches aus dem Fettgewebe stammt und an der Steuerung von Hunger- und Sättigungsgefühl beteiligt ist. Es sorgt dafür, dass sich die Fettspeicher bei einem hohen Leptinspiegel entleeren können, indem es das Fett aus den Fettzellen presst. Wenn Sie aber wiederum für eine längere Zeit kalorienreduziert leben und oft auch gegen Hungergefühle kämpfen müssen, wird es nur vermindert ausgeschüttet und dies bewirkt, dass sich die Fettspeicher in den Depots nicht entleeren können. Somit lässt sich auch erklären, dass immer dann, wenn man eine Diät beginnt, am Anfang auch die größten Erfolge damit hat, weil die Fettspeicher dann gefüllt sind und der Leptinspiegel dementsprechend hoch ist. Leben Sie über einen längeren Zeitraum kalorienreduziert, dann singt der Leptinspiegel und kann die Fettspeicher nicht mehr entleeren und somit kommt es dann zum Stillstand beim Gewichtsverlust. Also sorgen Sie alle 4-5 Tage mal für etwas Abwechslung in Ihrer basischen Lebensweise und gönnen Sie sich dann auch etwas »Saures« in Maßen wie Süßigkeiten, Kuchen, Pizza, Pasta oder Weißbrot, denn damit stimulieren Sie die Produktion von Leptin. Beginnen Sie an Ihren Schlemmertagen idealerweise erst gegen Mittag mit den Leckereien, denn dann kann Ihr Körper dieses alles besser verdauen.

Übersäuerung durch schwer verdauliche Lebensmittelkombinationen

Neben der Unterscheidung der einzelnen Lebensmittel in Säure- und Basenbildner ist es ebenso entscheidend, diese nach Trennung der einzelnen Nährstoffgruppen innerhalb einer Mahlzeit richtig miteinander zu kombinieren, damit die Verdauung nicht erschwert wird, denn bei schwer verdaulichen Lebensmittelkombinationen besteht immer die Gefahr, dass die Nahrung nicht vollständig vom Darm verdaut wird und die unverdauten Nahrungsmittelreste somit anfangen zu gären, welches dazu führt, dass dadurch wieder neue Säuren für den Körper entstehen, die zu einer weiteren Übersäuerung führen.

Dr. Hay, der Begründer der Trennkost, entdeckte schon in den zwanziger Jahren, dass der gleichzeitige Verzehr von Eiweiß und Kohlenhydraten zusammen in einer Mahlzeit die Verdauung stört und somit Säuren im Körper hinterlässt.

Hier einige Beispiele, welche Nahrungsmittel zu welcher Nährstoffgruppe gehören:

Eiweiß: Fisch, Fleisch, Geflügel, Eiklar (der eiweißhaltige Teil vom Ei), Käse unter 55% in Tr.
Fett: Eigelb, Butter, Sahne, Avocado, Olive, Käse über 55% in Tr.
Kohlenhydrate/Stärke: Kartoffeln, Reis, Getreideprodukte wie Nudeln, Brot & Backwaren
Süße Kohlenhydrate/Zucker: Honig, Bananen, Obst, natürliche Süßungsmittel
Säure: Zitrone, Tomate, Sauerkraut, Joghurt

Schlechte Kombinationen sind:

Kohlenhydrate mit eiweißhaltigen Nahrungsmitteln:
Brot mit Wurst (Ausnahme roher Schinken) oder Käse unter 55% in Tr.
Fleisch mit Nudeln oder Reis und Soße, die mit Weizenstärke angedickt wurde
Ausnahme: Kartoffel, da basisch, darf mit Eiweiß kombiniert werden

Zucker mit stärkehaltigen Nahrungsmitteln:
Brot oder Brötchen mit Marmelade oder Nussnugatcreme, Kuchen, süßes Gebäck

Gute Kombinationen sind:

Zucker mit Säure:
Süßes mit saurem Obst

Fett mit Säure:
Käse mit Tomate
Fetter Fisch mit Zitronensaft
Salatsoßen mit Essig & Öl

Fett mit Stärke:
Brot mit Butter oder Avocado
Nudeln mit Butter oder Ölsoße
Kartoffeln mit Öl oder Butter
Pommes

Wenn Sie das gesunde Säure-Basen-Gleichgewicht in Ihrer Ernährung zusammen mit den richtigen Lebensmittelkombinationen beachten, dann fängt Ihr Körper von selbst an, sich von innen zu reinigen und auch die Darmflora stellt ihre gesunde bakterielle Balance wie mittel in der Reihenfolge ihrer Verdaulichkeit, d.h. das leicht Verdauliche zuerst.

Wenn Sie Obst und Salat auf Ihrem Menüplan haben, so essen Sie dieses bitte immer zuerst auf nüchternen Magen. Schwerer verdauliche Nahrungsmittel aus Eiweiß und Kohlenhydrate sollten erst danach folgen, da diese am längsten brauchen, um verdaut zu werden. Sollten Sie z.B. das Obst oder den Salat erst zum Dessert essen, so werden diese eigentlich leicht verdaulichen Nahrungsmittel in der Vermischung mit den vorher verzehrten schwerer verdaulichen, ebenso schwer verdaulich.

Die ideale Reihenfolge ist also:
Obst oder Obstsäfte
Salat
Gemüse
Kartoffel, Nudeln, oder Reis
Fleisch, Fisch, Eier oder pflanzliches Eiweiß

Basische, neutrale und saure Lebensmittel

In großen Ganzen kann man sagen, das Obst, Gemüse, Kartoffeln, Salat, einige Nusssorten und Trockenfrüchte basenüberschüssige Lebensmittel sind. Allerdings gibt es innerhalb der einzelnen Sorten Unterschiede, was den Basengehalt anbetrifft. Bei Gemüse sind z.B. alle Sorten an Wurzelgemüse, also was direkt unter der Erde wächst, wie Möhren, Sellerie, Schwarzwurzeln besonders basenreich. Kohlsorten wie Grün- oder Rosenkohl sind wiederum Säure bildend aufgrund ihres Gehaltes an Oxalsäure.

Bei den Obstsorten sind diejenigen basenüberschüssig, die besonders reich an fruchteigenem Zucker sind, z.B. Südfrüchte wie Ananas, Bananen, Mango, Papaya ect., während Beeren- und Zitrusfrüchte je nach Sorte nur leicht basenüberschüssig oder gar Säure bildend sind.

Bei den Getreideprodukten sind die aus Vollkornmehl Säure bildender als die aus Weiß- bzw. Auszugsmehl, da Vollkornprodukte einen höheren Eiweißgehalt haben. Bei Eiweiß ist das tierische Eiweiß Säure bildender als das pflanzliche; für den Körper besser verwertbar ist allerdings das Eiweiß aus tierischem Ursprung. Zu den neutralen Lebensmitteln zählen einige Obst- und Gemüsesorten, einzelne Milchprodukte sowie naturbelassene Fette und Öle.

Berücksichtigen Sie bei Ihrer Ernährung neben der Basenüberschüssigkeit auch immer die Naturbelassenheit der einzelnen Lebensmittel. Essen Sie z.B. gerne Fleisch, so achten Sie darauf, wo das Fleisch herkommt. Bei Bioprodukten gehen Sie hier auf Nummer sicher, ebenso haben Obst und Gemüse aus Bioanbau höhere Mineralstoffgehalte und weniger Pestizidbelastung.

Beachten Sie bei der Zusammenstellung Ihres täglichen Ernährungsplans nach wie vor die Regel: 75% basenüberschüssige und 25% Säure bildende Nahrungsmittel.

Hier einige Beispiele für basenüberschüssige, neutrale und saure Lebensmittel:
Basenüberschüssig

Obst
Ananas, Aprikose, Avocado, Äpfel (süße Sorten), Bananen, Birnen, Brombeeren, Datteln (frisch, getrocknet noch

basenüberschüssiger), Feigen (frisch, getrocknet noch basenüberschüssiger), Kiwi, Mandarinen, Johannisbeeren (schwarz), Heidelbeeren, Pflaumen, Weintrauben, Melonen; Mango, Papaya
Gemüse
Auberginen, Zucchini, Brokkoli, Chicorée, Feldsalat, Fenchel, Eisbergsalat, Gurke, grüne Bohnen, Karotten, Kartoffeln, Kohlrabi, Kopfsalat, Meerrettich, Oliven, Porree, Paprika (außer grünem) Radieschen, Rettich, Rote Beete, Sellerie, Spinat, Topinambur, Wirsing, Steckrüben, Süßkartoffeln, Spitzkohl
Nüsse und Ölsaaten
Cashewnüsse, Mandeln, Sonnenblumen-, Kürbis-, Pinienkerne
Getränke
Fruchtsäfte (reiner Fruchtsaft), Gemüsesäfte, Kräutertee

Neutrale Lebensmittel

Obst
Äpfel (säuerliche Sorten), Erdbeeren, Himbeeren, Grapefruits, Johannisbeeren (rot), Pfirsich, Sauerkirsche, Stachelbeere, Zitrone
Gemüse
Blumenkohl, Kürbis, Rotkohl, Weißkohl, Speisepilze, Knoblauch, Zwiebeln, Tomaten (roh), Mais
Milch- und Milchprodukte
Milde Käsesorten wie Gouda, Butterkäse, Edamer, Kefir, Molke, Buttermilch, Sahne, Butter, saure Sahne
Süßungsmittel
Honig, Agavendicksaft, Stevia, Rübensirup, Obstdicksäfte (z.B. Apfel, Birne)
Getränke
Mineralwasser ohne Kohlensäure, Leitungswasser, Getreidekaffee, Rotwein (trocken), Bier (hell), Sojadrink (natur)
Fette & Öle
Naturbelassene, kalt gepresste Öle wie Olivenöl, Sonnenblumenöl, Kokosöl, Eigelb, Mayonnaise

Saure Lebensmittel

Gemüse
Artischocken, Grünkohl, Rosenkohl, Linsen, Erbsen, Sojabohnen (Tofu), Spargel, Rhabarber

Obst
unreifes Obst
Milchprodukte
Milch (Kuh, Schaf, Ziege) Kondensmilch, Hartkäse (länger gereifter Käse wie Emmentaler, alter Gouda, Parmesan), Quark, Frischkäse, Mozzarella, Schmelzkäse, Camembert, Harzer Käse
Fette
Raffinierte, gehärtete Fette & Öle (Stangenfett, Margarine, gemischte Salatöle)
Getreide und Getreideprodukte
Weizen, Roggen, Gerste, Hafer, Dinkel, Grünkern und deren Produkte daraus aus Vollkorn- sowie auch aus Auszugsmehl wie Brot, Brötchen, Zwieback, Kuchen, Kekse, Nudeln, Cornflakes, Haferflocken, Eierteigwaren, Reis (alle Sorten), Buchweizen, Hirse, Amarant, Quinoa, Sojamehl, Maismehl (Polenta)
Nüsse
Erd-, Para-, Hasel- und Walnüsse
Süßungsmittel
Zucker (weiß), Rohrzucker, Süßstoffe
Fleisch, Fisch, Eier
Fisch (See- und Süßwasserfische)
Muscheln und Meeresfrüchte
Schweinefleisch
Rind- und Kalbsfleisch
Geflügel
Wurstwaren (Salami, Schinken, Fleischwurst ect.)
Innereien (Leber, Nieren ect.)
Eiweiß (Eiklar)
Fleischbrühe
Soßen aus Fleischfonds
Würz- und Säuerungsmittel
Branntweinessig, Senf, Ketchup
Getränke
Bohnenkaffee (auch Instant und koffeinfreier), Tee (schwarz, grün), Früchtetees, Milch, Kakao, kohlensäurehaltige Getränke wie Mineralwasser, Cola und Limonade, Energiedrinks, isotonische Sportgetränke, alkoholhaltige Getränke wie Bier (dunkel), Sekt, Liköre, Weißwein

Die Start- / Entschlackungsphase

Wenn Sie beginnen, Ihre Ernährung auf basenüberschüssig umzustellen, dann sollten Sie sich in der ersten Zeit mindestens 4, bei größerem Übergewicht auch 8 Wochen an folgende Regeln, damit sich Ihr Körper in dieser Zeit verstärkt reinigen und somit entsäuern kann:

-Halten Sie sich an die beschriebenen Regeln im Kapitel »Das Richtige essen zur richtigen Zeit« und »Gesundes Trinkverhalten«

-Meiden Sie in dieser Zeit den Verzehr von glutenhaltigem Getreide (Weizen, Gerste, Roggen, Hafer), glutenfreies Getreide wie Hirse, Buchweizen und Amarant sind erlaubt

-Essen Sie nicht öfter als 2-3 Mal die Woche Reis oder Nudeln (aus Dinkelvollkorn) und dies nur bis max. 16 Uhr. Essen Sie bei diesen Säure bildenden Kohlehydraten immer noch eine Portion Rohkost vorweg und Gemüse dazu!

-Wenn Sie Probleme mit der Verdauung haben, dann machen Sie eine Darmreinigung und Sanierung wie im Kapitel beschrieben.

-Vermeiden Sie in der Startphase nach Möglichkeit die Zwischenmahlzeiten, vor allem vormittags. Wenn es einmal nicht ohne gehen sollte, dann essen Sie Trockenfrüchte & Nüsse (maximal eine Handvoll) oder bis 16 Uhr Rohkost oder Obst. Wenn Sie Ihr Gewicht nur halten wollen, dürfen Sie nachmittags eine Zwischenmahlzeit zu sich nehmen.

-Gehen Sie abends sparsamer mit Fetten um als zum Mittag.

-Trinken Sie mindestens die Menge an Wasser und Tee, die Sie für Ihr Körpergewicht brauchen. In dieser Phase darf es auch ruhig mehr sein.

-Machen Sie regelmäßig basische Anwendungen (täglich basische Socken, ein Fußbad oder 1-2 Mal die Woche ein basisches Vollbad)

-Sorgen Sie täglich für Bewegung, d.h., es muss nicht zwingend notwendig Sport sein, es reicht auch ein flotter Spaziergang oder Sie setzen sich aufs Rad oder gehen walken.

-Nehmen Sie in der ersten Zeit 2 Mal täglich Basenpulver (morgens und abends) ein. Später reicht einmal am Abend. Wenn Sie Ihr Ziel erreicht haben und sich weiterhin Basen überschüssig ernähren, dann können Sie auch auf eine weitere Einnahme verzichten.

Wie aussagekräftig ist der BMI?

Der BMI-Wert, der sogenannte Body Mass Index, wird, obwohl schon 1832 entwickelt, heutzutage immer noch herangezogen, um Menschen in über-, unter- und normalgewichtig einzustufen. Dabei verbirgt sich hinter diesem Wert lediglich, dass die Körpergröße im Verhältnis zum Körpergewicht bewertet wird. Es wird hierbei nicht berücksichtigt, aus wie viel Muskelmasse oder Fettanteil sich das Körpergewicht zusammensetzt und ob jemand von Natur aus einen stärkeren Knochenbau (höhere Knochendichte, stärkere Knochen- und Gelenkdurchmesser) hat. Viele Menschen sind deshalb frustriert, weil sie lt. diesem Wert dann nicht mehr als normalgewichtig gelten.

Dabei ist der eigentlich gesundheitlich relevante Faktor der Anteil des Körperfettanteils und auch wo dieser sich befindet. Fettdepots, die sich an Hüften, Po und Oberschenkeln befinden (Birnentyp), sind für die Gesundheit eher weniger beeinträchtigend, als die, die sich im Bauchbereich befinden (Apfeltyp), denn dieses Körperfett dort verhält sich vom Stoffwechsel her anders, d.h., es werden in der Leber besonders viele Fettsäuren produziert, die das negative LDL Cholesterin entstehen lassen und das positive HDL Cholesterin nimmt dadurch ab, sodass die Gefahr von einem erhöhten Cholesterinspiegel, Arteriosklerose und Diabetes steigt.

Außerdem wirkt sich ein erhöhter Fettanteil im Bauchbereich negativ auf die Funktion aller darin liegenden Organe aus. Als gesundheitlich relevanter ist hier eine Messung des Bauchumfangs im Verhältnis zur Taille. Der Umfang der Taille im Verhältnis zum Bauchumfang gemessen sollte bei Männern weniger als 1, bei Frauen weniger als 0,85 sein, denn sonst steigt das Risiko für Herz-Kreislauf-Erkrankungen.

Die Konstitutionstypen -
Warum Size Zero nicht jedem passen kann

Jeder Mensch ist anders und das ist auch gut so. Nur in Sachen Schönheitsideal sieht die Sache dann oft auch schon wieder anders aus, denn da wollen wir doch am liebsten alle so aussehen, wie die Frauen in den Hochglanzmagazinen, die fast alle einheitlich in Size Zero passen. Wenn wir selbst dem noch nicht ganz entsprechen, dann gibt es bestimmt die richtige Diät und das richtige Training, um auch dort hinzukommen, um so dann richtig toll in den neusten Kollektionen der angesagtesten Designer auszusehen.

Nur sehr selten sieht man auf den Laufstegen Modells, die Figur mäßig dem Typ der durchschnittlichen Frau entsprechen und die hat in der Regel mindestens Kleidergröße 38! Aber die Natur hat uns eben nicht alle gleich gemacht und es gab auch mal Zeiten (ist zwar schon lange her), in denen die rundlichen Frauen dem damaligen Schönheitsideal entsprachen und Malern in dieser Zeit als Musen dienten; aber die Zeiten ändern sich und somit auch die Ideale. 1921 definierte der deutsche Psychologe Ernst Kretschmer die 3 Konstitutionstypen des Menschen nach deren Körperbau und erklärte daran, warum wir alle anders aussehen und dadurch auch charakterlich unterschiedlich geprägt sind und deshalb kann auch nicht jeder in die kleinste Kleidergröße »Size Zero« passen, weil sie ihm ganz schlicht und einfach gesagt eben nicht in »die Wiege gelegt« wurde.

Die drei verschiedenen Körperbautypen, von denen die meisten Menschen Mischtypen sind, bei dem sich ein Typ mehr oder weniger dominant hervorhebt und die sowohl für Frauen als auch für Männer gelten, werden nach folgenden äußerlichen Kriterien eingeteilt:

Der Astheniker (auch Leptosom oder ectomorpher Typ): der Modelltyp, feingliedriger Körperbau, lange schlanke Gliedmaßen und von der Körpergröße her im oberen Bereich, bleibt ein Leben lang schlank, bei falscher Ernährung bilden sich mit zunehmendem Alter die üblichen Problemzonen aus, braucht vermehrt gute Fette (Butter, Sahne, Nüsse, pflanzliche Öle) in der Ernährung, um Speisen besser verdauen zu können, ein leichtes Sport- und Bewegungsprogramm ist ideal, auf intensives Krafttraining sollte bei diesem Typen aufgrund seiner eher schwach ausgeprägten Muskulatur verzichtet werden

Der Athletiker (auch mesomorpher Typ): hat von Natur aus schon eine ausgeprägtere Muskulatur, Typ Modellathlet, von der Körpergröße her eher im mittleren Bereich, bei Frauen auch erkennbar am eher schmaleren Becken, selten Gewichtsprobleme, muss nicht auf Kalorien achten und kann in der Regel alles gut verdauen, hat eventuell einen erhöhten Eiweißbedarf, wenn er Sport im leistungsorientierten Bereich betreibt, was diesem Typen auch entspricht

Der Pykniker (auch endomorpher Typ): rundliche Statur, kräftiger Knochenbau, mittelgroß, kürzere Gliedmaßen, hat Gewichtsprobleme schon »in die Wiege gelegt« bekommen, sollte sich hauptsächlich von Obst und Gemüse ernähren, nicht zu viel Eiweiß und zu viele süße Kohlenhydrate zu sich nehmen, ein moderates, aber regelmäßiges Sportprogramm wie Walken, schwimmen und ein leichtes Krafttraining sind ideal

Durch eine typgerechte Ernährung und ein entsprechendes Sport- oder Bewegungsprogramm hat jeder Konstitutionstyp die Möglichkeit, das Beste aus sich zu machen und bis ins hohe Alter gesund zu bleiben. Aufgrund dieser verschiedenen Körperbautypen hat auch jeder einzelne sein ganz »persönliches Idealgewicht«.

Rezeptideen

Die nachfolgenden Rezepte, die sehr einfach und mit wenigen Zutaten zusammengestellt sind, sollen dazu dienen, Sie anzuregen, weitere eigene Ideen daraus zu entwickeln. Anhand des Kapitels Basische, neutrale und saure Lebensmittel wissen Sie nun, welche Nahrungsmittel jetzt verstärkt auf Ihrem Speiseplan stehen sollten; das Kapitel »Übersäuerung durch schwer verdauliche Lebensmittelkombinationen« zeigt Ihnen, wie Sie die verschiedenen Nahrungsmittel so miteinander kombinieren, sodass sie am besten verdaulich sind und in dem Kapitel »Das Richtige essen zur richtigen Zeit«, wann der Körper die Nahrungsmittel am optimalsten verstoffwechseln kann.

Berücksichtigen Sie bei Ihren Rezeptzusammenstellungen immer das Mengenverhältnis ¾ Basen bildende und ¼ Säure bildende Nahrungsmittel. Bei den Säure bildenden Nahrungsmitteln sollte es sich um möglichst naturbelassene Lebensmittel handeln, wie z.B. Getreide aus biologischem Anbau oder tierische Produkte aus artgerechter Haltung, die so unverarbeitet wie möglich sind. Essen Sie immer dass, was gerade Saison hat, denn dann haben Obst und Gemüse auch ihre höchsten Nährstoffgehalte und sind weniger nitratreich, also im Winter keine Gurken oder grünen Salat, sondern stattdessen Kohl und Wurzelgemüse wie Rote Beete, Kohlrabi, Steckrüben, Möhren ect. Benutzen Sie zum Würzen so wenig Salz wie möglich und nehmen dafür lieber reichlich frische, getrocknete oder tiefgefrorene Kräuter. Verwenden Sie nur natürliche Gewürze ohne weitere Zusatzstoffe (Vorsicht bei Gewürzmischungen, denn Sie enthalten oft Geschmacksverstärker oder Hefeextrakt, welche beide appetitanregend wirken). Verwenden Sie verstärkt in der warmen Küche natürliche gesättigte Fette wie Kokosöl, Butterschmalz, Butter oder Sahne zur Zubereitung (natürlich unter der Berücksichtigung bestimmter Mengen), da sie eine hohe Hitzestabilität aufweisen anstatt auf pflanzliche Produkte wie Margarine oder Pflanzencreme auszuweichen, auch wenn diese vielleicht einen geringeren Fettgehalt aufweisen. Unser Stoffwechsel kann diese natürlichen Fette viel besser verwerten und sie bilden weder Säuren noch Basen dabei, d.h. Sie reagieren neutral. Pflanzliche Produkte enthalten in der Regel noch Emulgatoren oder andere Zusatzstoffe, die im Stoffwechsel dann wiederum Säuren hinterlassen und verstärkt die schädlichen Transfettsäuren, die zu Arteriosklerose führen. Der Körper braucht täglich mindestens 30g Fett, um überhaupt funktionieren zu können und Mengen von ca. 60g täglich behindern nicht den Erfolg beim Abnehmen. Für die kalte Küche eignen sich am besten native kalt gepresste Öle, die einen hohen Gehalt an mehrfach ungesättigten Fettsäuren aufweisen, wie z.B. Walnuss-, Kürbiskern-, Lein- oder Olivenöl, wobei Olivenöl durch seinen hohen Gehalt an einfach ungesättigten Fettsäuren ebenso gut in der warmen Küche verwendbar ist. Bedenken Sie dabei, dass Fett auch den Blutzuckerspiegel niedrig hält und somit dafür sorgt, dass Sie länger satt bleiben. Machen Sie sich stets bewusst, dass je natürlicher und naturbelassener die Nahrungsmittel sind, die Sie zu sich nehmen, Ihr Stoffwechsel diese auch am leichtesten verarbeiten kann und Sie auch dann abnehmen, wenn Sie vielleicht mehr Kalorien zu sich nehmen, wenn Sie dabei das Säure-Basen-Verhältnis beachten.

Schokoladiger Morgenbrei mit Carob
1 Portion
1 Esslöffel Buchweizengrütze
1 Esslöffel Amarant
1-2 Esslöffel Hirseflocken
1 Esslöffel gehackte Mandeln
1 Banane oder Birne
Agavendicksaft oder Xylit (nach Bedarf)
ca. 200 ml Reis-, Hafer- oder 100 ml Mandelmilch
(gemischt mit 100 ml Wasser)
1 Esslöffel Carob (Kakaoersatz)

Die Milch in einem Topf erhitzen, kurz vor dem Kochen unter ständigem Rühren Buchweizen, Amarant und Hirse hinzugeben und ca. 1 Minute aufkochen lassen; anschließend noch das Carobpulver hinzufügen und gut verrühren. Den Brei in eine Schüssel umfüllen und die klein geschnittene Banane, Birne oder auch anderes Obst hinzugeben. Die Mandeln hinzufügen und eventl. noch mit Agavendicksaft oder Xylit süßen.
Wenn Sie Ihrem Darm noch etwas Gutes tun wollen, können Sie auch noch 2 Teelöffel Flohsamenschalen mit hinzugeben. Wenn Sie es weniger schokoladig am Morgen mögen, dann lassen Sie das Carobpulver weg und können den Brei stattdessen z.B. auch mit Zimt abschmecken.

Schoko Bananen Shake / Erdbeer Bananen Shake

Für 2 Personen
2 Bananen
250g Erdbeeren
Carobpulver
Reis-, Mandel- oder Hafermilch
Mandelmus oder Erdmandeln
Kokosraspeln (nach Geschmack)
eventl. 2-4 Esslöffel Sahne

Die Bananen klein schneiden und in einen Mixbecher geben. Je 1 Teelöffel Carobpulver, Mandelmus und nach Geschmack Kokosraspeln dazugeben und mit Reis-, Mandel,- oder Hafermilch auffüllen. Nach Geschmack noch Sahne dazu geben. Das Ganze mit dem Stabmixer pürieren. Wenn Sie es lieber fruchtig statt schokoladig mögen, dann verwenden Sie statt des Carobpulvers frische Erdbeeren.
    Anstatt des Mandelmus können Sie auch 2 Teelöffel Erdmandeln nehmen.

Gemischter Salat – Grundrezept

Für ca. 4 Personen
1 Salatherz oder anderen grünen Salat
1-2 Möhren
Bio-Mais (aus dem Glas ohne Zuckerzusatz)
Schwarze Oliven (in Scheiben)
250g Tomaten
1 kleine Salatgurke
Radieschen (nach Saison)
1 Paprikaschote (gelb, rot oder orange)
1-2 rote Zwiebeln
Apfelessig
Olivenöl
Salz, Pfeffer, Kräuter nach Geschmack
Crema di Balsamico (Bio, ohne Zuckerzusatz)
oder Senf (Bio, ohne Zuckerzusatz)

Gemüse waschen, Zwiebel schälen, würfeln oder in Ringe schneiden. Für die Salatsoße 3 Esslöffel Olivenöl mit 1 Esslöffel Apfelessig mischen und mit Salz und Pfeffer abschmecken. Mögen Sie die Soße herzhaft, dann geben Sie einen Teelöffel Senf dazu, wenn die Soße fruchtig süß werden soll, dann einige Spritzer von der Balsamicocreme. Möhren schälen und mit einem Gemüsehobel in feine Stifte hobeln, dasselbe auch mit der Gurke. Mais und die geschnittenen Oliven dazugeben. Salat in kleine Stücke schneiden und untermischen. Die Paprikaschote in kleine Würfel und die Radieschen in dünne Scheiben schneiden. Die Tomaten in Stücke schneiden und untermischen.

Um den Salat noch sättigender zu machen, können Sie jetzt noch folgende Sachen hinzufügen: Thunfisch, Eier, Fetakäse (aus Schafs-und Ziegenmilch) oder anderen Käse. Diese Zutaten sollten aber nicht mehr als ¼ im Verhältnis zum Salat ausmachen.

Zum Schluss können Sie nach Belieben noch Salatkerne mit dazugeben.

Wintersalat

Für 2 Personen
4 Blätter Chinakohl
1-2 Möhren
1 kleinen Kohlrabi
1 mittelgroße Rote Bete
1-2 rote Zwiebeln
Oliven- oder Kürbiskernöl
Apfelessig
Salz & Pfeffer
Kräuter nach Belieben

Die Marinade aus 3 EL Öl, 1 EL Apfelessig, Salz und Pfeffer zubereiten. Die Zwiebel klein hacken. Den Chinakohl in kleine Streifen schneiden, die Möhren und die Rote Bete schälen und mit dem Gemüsehobel in feine Stifte schneiden. Den Kohlrabi schälen und in etwas dickere Stifte schneiden oder würfeln. Alles zusammenmischen und nach Belieben noch mit Kräutern würzen.

Thunfischsalat mit Ei

Für ca. 2 Portionen
1 Dose Thunfisch in eigenem Saft
2 hart gekochte Eier
1 rote Zwiebel
1 Paprikaschote (rot, orange oder gelb)
2 Möhren
einige Blätter Chinakohl
2 Tomaten
3 EL Olivenöl, 1EL Apfelessig, 2 EL Balsamicocreme
½ Glas schwarze Oliven in Scheiben
Salz & Pfeffer

Zuerst die Marinade aus Olivenöl, Apfelessig, Balsamicocreme und Salz und Pfeffer zubereiten. Dann den Thunfisch und die Oliven hinzufügen, die Zwiebel in Ringe schneiden, den Chinakohl in Streifen, die Möhren raspeln, sowie die Paprika und die Tomaten würfeln. Dann alles miteinander vermengen, bei Bedarf nochmals abschmecken und mit den in Scheiben geschnittenen Eiern garnieren.

Kartoffelsalat mit Champignons

Für ca. 2 Portionen als Hauptgericht
400g Kartoffeln
Apfelessig, Olivenöl
Gemüsebrühe
Salz & Pfeffer, Paprika edelsüß
Schnittlauch
200g Champignons
Schwarze Oliven in Scheiben
1-2 Eier
2 Gewürzgurken
1 rote Zwiebel

Kartoffeln als Pellkartoffeln kochen und danach kalt abschrecken, damit sie sich besser schälen lassen. Champignons in Scheiben schneiden und in Öl anbraten, mit Salz, Pfeffer und Paprika würzen und dann abkühlen lassen. 2 Esslöffel Olivenöl mit einem knappen Esslöffel Apfelessig mischen und die klein gehackte Zwiebel untermischen. Mit Salz und Pfeffer abschmecken. Die gepellten Kartoffeln mit einem Eierschneider in Scheiben schneiden und zusammen mit den Champignons, dem gehackten Schnittlauch, den klein geschnittenen Gewürzgurken und den Oliven zusammenmischen. Die hart gekochten Eier mit dem Eierschneider zweimal durchtrennen (nach dem ersten Schneiden das Ei um 180 Grad drehen und noch mal schneiden, so entstehen kleine Würfel) und unterheben.
Zu Schluss noch mit etwas Gemüsebrühe auffüllen.

Kartoffelsalat Antipasti

Für ca. 4 Personen
600g Kartoffeln
200g frische Champignons
Rote Zwiebeln
Salz, Pfeffer, Basilikum, Oregano
getrocknete Tomaten (in Öl eingelegt oder trocken)
Kräuter-Knoblauch Oliven (aus dem Kühlregal oder Glas)
Artischockenherzen
Für das Dressing
Olivenöl, Apfelessig (Mischungsverhältnis 3:1)

Pellkartoffeln kochen, abkühlen lassen, schälen und mit dem Eierschneider in gleichmäßige Scheiben schneiden. Champignons in etwas Öl anbraten und mit Salz & Pfeffer würzen.
Für das Dressing Olivenöl und Apfelessig mischen und mit Salz, Pfeffer, Basilikum und Oregano abschmecken. Oliven, Tomaten und Artischocken von überschüssigem Öl befreien und klein schneiden. Zwiebeln klein hacken. Alle Zutaten miteinander vermengen und nach Bedarf nochmals abschmecken.

Krachersalat (Leberputzer)

Für ca. 2 Personen als Beilage
250g gekochte Rote Bete
2 mittelgroße Möhren
1 rote Zwiebel
Pfeffer
Oliven- oder Kürbiskernöl

Die Möhren schälen und mit einem Gemüsehobel in feine Streifen schneiden, dasselbe mit der Roten Bete machen. Die Zwiebel in kleine Würfel schneiden, alles zusammen mit 2 Esslöffeln Öl vermischen und mit Pfeffer abschmecken.

Gemüseeintopf

Für 3-4 Portionen
500g Suppengemüse (frisch oder tiefgefroren)
300g Kartoffeln
2 Zwiebeln
Tomatenmark
Bio-Gemüsebrühe (Fertigprodukt)
Salz, Pfeffer
Suppenkräuter

Das Suppengemüse, die gewürfelten Zwiebeln und die in Würfel geschnittenen Kartoffeln in einem Liter Wasser zum Kochen bringen und ca. 15 Minuten kochen lassen. Kurz vor Ende des Kochvorgangs die Gemüsebrühe, das Tomatenmark und die Suppenkräuter hinzufügen, eventl. noch mit Salz und Pfeffer abschmecken.

Brokkoli-Blumenkohl Suppe

Für 3-4 Portionen
300g Brokkoli, 300g Blumenkohl (frisch oder tiefgefroren)
3 Tl Gemüsebrühe
Salz, Pfeffer, Muskatnuss
Sahne

Brokkoli und Blumenkohl in 750 ml Wasser ca. 15 Minuten kochen, kurz vor Ende des Kochvorgangs die Gemüsebrühe einstreuen. Dann das Ganze mit einem Pürierstab durchmixen, bis alles eine sämige Konsistenz hat. Zum Schluss nach Belieben mit Sahne verfeinern und mit den Gewürzen abschmecken. Sie können auch etwas mehr Gemüse kochen und einen Teil davon vor dem Pürieren entnehmen und später als Suppeneinlage wieder mit hinzufügen.

Rote Beete Suppe

ca. 4 Portionen
500g vorgekochte Rote Beete
250g Möhren
250g Kartoffeln
1-2 rote Zwiebeln
50g Butter oder Olivenöl zum Andünsten
1 Liter Gemüsebrühe
2 EL Meerrettich aus dem Glas
4 EL Crème fraîche
Salz & Pfeffer

Das Gemüse schälen und klein schneiden, die Zwiebeln fein würfeln; das Ganze in einem Topf mit der Butter oder dem Öl erhitzen und unter ständigem Rühren ca. 3 Minuten andünsten. Mit der Gemüsebrühe auffüllen und den Meerrettich dazugeben, und ca. 15 Minuten kochen lassen. In der Zwischenzeit die Rote Beete klein schneiden und dann dazugeben. Alles zusammen noch etwa 10 Minuten kochen lassen, dann mit einem Pürierstab fein pürieren und mit Salz und Pfeffer würzen. Beim Servieren noch mit Crème fraîche anrichten.

Gemüseteller

250g Kaisergemüse (tiefgefroren)
Gemüsebrühe
Butter
gestiftete Mandeln

Das Kaisergemüse in ca. 150ml Wasser ca. 15 Minuten kochen und kurz vor Ende des Kochvorgangs die Gemüsebrühe hinzufügen. Danach die Brühe in eine Tasse oder ein Glas abgießen. Ein wenig Butter in den Topf zum Gemüse geben und das Gemüse darin schwenken. Zwischendurch in einer Pfanne ohne Öl die gestifteten Mandeln anrösten und über das Gemüse geben. Die Brühe zum Essen mit dazu trinken.

Kartoffelauflauf

Für ca. 2 Portionen
400g Pellkartoffeln
je 250g Gemüse nach Geschmack z.B. Erbsen & Möhren Mischgemüse, Brokkoli, Blumenkohl, Tomaten oder Champignons
Gemüsebrühe hefefrei
Salz, Pfeffer, Paprika
Kräutersalz
Butter
4 EL Sahne
4 EL Reibekäse
eventuell Knoblauch

Die Pellkartoffeln schälen und in gleichmäßige Scheiben schneiden (geht z.B. gut mit einem Eierschneider). Das Gemüse in Gemüsebrühe gar kochen, bzw. die Champignons in der Pfanne anbraten und mit Salz, Pfeffer und Paprika würzen. Die Tomaten kurz blanchieren, enthäuten, von den Stielansätzen befreien, in Scheiben schneiden und mit Kräutersalz würzen. Die Kartoffeln zusammen mit dem Gemüse in einer Auflaufform, die vorher mit einer Knoblauchzehe ausgerieben und mit etwas Butter eingefettet wurde, schichten und mit Kräutersalz würzen. Sahne und Reibekäse miteinander vermengen und auf der Auflaufform verteilen. Das Ganze im vorgeheizten Backofen bei 200 Grad 10-15 Minuten backen, bis der Käse schön hellbraun ist. Dazu können Sie noch Fleisch, Fisch oder Geflügel nach Wahl kombinieren.

Auberginen-Champignon-Soße

Für 2 Personen
1 kleine Aubergine
250g Champignons
1 rote Zwiebel
1 Möhre
Passierte Tomaten
Salz, Pfeffer, Paprika, Basilikum (getrocknet)
Gemüsebrühe
Kokos- oder Olivenöl

Zwiebeln klein hacken und in Öl anbraten. Die Champignons je nach Größe vierteln oder in Scheiben schneiden, die Möhren in feine Stifte hobeln und beides zusammen mit den Zwiebeln anbraten. Mit Pfeffer und Paprika abschmecken. Die Aubergine halbieren und in Scheiben oder in Stücke schneiden und hinzufügen. Das Ganze dann köcheln lassen, bis alles gar ist und danach das Ganze mit den passierten Tomaten auffüllen, bis eine gute Soßenkonsistenz erreicht ist. Zum Schluss das Basilikum hinzufügen und noch mit Gemüsebrühe würzen und wenn erforderlich salzen. Diese Soße passt sehr gut zu Pasta (am besten aus Dinkel-Vollkorn) oder zu Reis.

Rösti

Für 2 Personen als Beilage
250g gekochte Kartoffeln
1 Ei
Pfeffer& Salz
1 Esslöffel Reibekäse (z.B. Emmentaler)
Öl zum Anbraten

Ungeschälte Kartoffeln je nach Größe 10-15 Minuten kochen, sodass sie noch nicht ganz gar sind. Die abgekühlten Kartoffeln abpellen, mit einer Reibe reiben und mit dem Ei und dem Reibekäse in einer Schüssel zusammenfügen. Die Masse nun mit Salz und Pfeffer würzen und mit etwas Öl in einer Pfanne von beiden Seiten braten. Die Kartoffelmasse dabei mit einem Pfannenwender flach drücken.

Kohlenhydratarme Rezeptideen für das Abendessen
Die Portionen sind jeweils für eine Person berechnet.

Rührei mit Champignons

2 Eier
150 - 200 g Champignons
Salz, Pfeffer, Paprika
1 Tl 8 Kräutermischung (tiefgefroren)
etwas Fett zum Anbraten

Champignons putzen und in Scheiben schneiden. Fett in der Pfanne erhitzen und die Champignons darin anbraten und mit Pfeffer und Paprika salzen. Die Eier in eine Schüssel schlagen und mit Salz, Pfeffer und den Kräutern verrühren. Danach das Ganze über die Champignons geben und stocken lassen. Dazu können Sie noch Gemüse in beliebiger Menge oder Antipasti wie getrocknete Tomaten oder Oliven essen.

Zucchini Champignon Gemüse

1 kleine Zucchini
150 g Champignons
1 kleine rote Zwiebel
Gemüsebrühe
Pfeffer, Paprika
1 EL Sahne
etwas Fett zum Anbraten

Die Zwiebel fein würfeln und in dem Fett anbraten, Zucchini und Champignons in Scheiben schneiden und dann zuerst die Champignons anbraten und mit Pfeffer und Paprika würzen. Danach die Zucchini dazugeben und das Ganze mit Gemüsebrühe auffüllen und gar schmoren. Zum Schluss noch die Sahne hinzufügen.

Curry Geschnetzeltes

125g Hähnchen- oder Putenbrust, Fischfilet oder Schwein
(aus der Oberschale, Nuss, Hüfte, Filet)
1 Zwiebel
Salz, Pfeffer, Curry, eventl. Paprika edelsüss (für Geflügel)
1 rote, gelbe oder orangene Paprikaschote
Gemüsebrühe
1-2 EL Sahne
eventl. Johannisbrotkernmehl zum andicken der Soße
etwas Öl zum Anbraten

Das Fleisch mit den Zwiebeln in der Pfanne in etwas Öl anbraten und mit Pfeffer, Curry und Paprika würzen. Dann mit Wasser auffüllen und die kleingeschnittenen Paprika hinzufügen. Das Ganze dann gar schmoren lassen. Kurz vor Kochende die Gemüsebrühe und die Sahne hinzufügen und wenn notwendig noch mit Johannisbrotkernmehl andicken und salzen. Dazu passt als Basenspender Brokkoli oder Blumenkohl.

Gemüsepfanne mit Tofu

1 Zucchini ca.150g
1 Aubergine ca. 150g
1 Möhre
1 rote Zwiebel
75-100g Tofu
Tomatenmark
Gemüsebrühe
Salz, Pfeffer und Paprika edelsüß
eventl. Knoblauch
Fett zum Anbraten

Die Zwiebel in kleine Würfel schneiden, die Möhren mit dem Gemüsehobel in feine Stifte hobeln und alles zusammen mit dem in Würfel geschnittenem Tofu in der Pfanne anbraten. Die Zucchini und die Aubergine in Scheiben oder Stücke schneiden und mit in die Pfanne geben. Das Ganze dann mit Pfeffer und Paprika würzen und dann kurz vor Kochende noch das Tomatenmark und die Gemüsebrühe hinzufügen und nach Geschmack salzen.

Antipasti Teller

Getrocknete Tomaten
Oliven
½ Avocado
etwas Zitronensaft, Pfeffer
eingelegte Pilze
gegrilltes eingelegtes Gemüse
Pfefferonen
50g Räucherlachs
oder 50g roher luftgetrockneter Schinken
(z.B. Parma oder Serrano)
oder 50g Schnittkäse (in Scheiben oder in Würfeln)

Die Antipasti von überschüssigem Öl befreien (mit Küchenpapier abtupfen), die Avocado schälen, in Stücke schneiden und mit Zitronensaft beträufeln und mit Pfeffer würzen. Alles zusammen mit dem Schinken, Lachs oder Käse auf einem Teller anrichten.

Literaturhinweise

Der basische Mensch Susanne Großmann Create Space Verlag
Die Entsäuerungsrevolution Hannelore Fischer-Reska
Südwest Verlag
Deine Nahrung sei dein Heilmittel
Angelika Gräfin Wolfskeel von Reichenberg Mankau Verlag
Body Reset Jacky Gehring Sivita Verlag
Basische Körperpflege Steiner Verlag
Das Schröpfen Hans Höting Knaur Verlag
Kosmetik-Inhaltsstoffe von A-Z
Heinz Knieriemen, Paul Silas Pfyl AT Verlag
E-Nummern Heinz Knieriemen AT Verlag
Säure-Basen-Balance Prof. Dr. Jürgen Vormann
Gräfe & Unzer Verlag
Die Selbstbemeisterung durch bewusste Autosuggestion
Emil Coue´ Schwabe Verlag
Die typgerechte Ernährung Marlis Weber Bernd Küllenberg
Südwest Verlag

Weiterführende Internetlinks
saeure-basen-forum.de
richtig-entschlacken.de
balance-ph.de
badeosmose.de

Die Autorin hat eine Liste mit Produktempfehlungen zusammengestellt. Bei Interesse kann diese kostenlos per Mail unter grossmann-coaching@web.de angefordert werden.

www.ingramcontent.com/pod-product-compliance
Lightning Source LLC
Chambersburg PA
CBHW070513210526
45167CB00027B/1193